Wolfgang Meyberg

Trommelnderweise
Trommeln in Therapie und Selbsterfahrung

WOLFGANG MEYBERG

trommelnderweise

Trommeln
in Therapie
und
Selbsterfahrung

GROSSER BÄR
Druck&Verlag
Mike Behrens

Meinen Eltern gewidmet

Druck:
Großer Bär Druck & Verlag Mike Behrens
Am Moor 2, D-2170 Hemmoor
Satz:
Jürgen Ulrich, Laser-Druck-Service, Stade
Bindearbeiten: Rolf Michaelsen, Bremen
ISBN 3-9801661-55

Inhalt

Danksagung

An dieser Stelle möchte ich meinem Dank Ausdruck geben, den ich jenen Menschen schuldig bin, die am Werden dieses Buches in vielerlei Hinsicht beteiligt waren. Danken möchte ich: dem afrikanischen Meistertrommler und Ritualtänzer Mustapha Tettey Addy und seinem Bruder Ibrahim Korley Commodore, die mich lehrten, die Trommel zu spielen; den Patientinnen und Patienten der Kinder- und Jugendpsychiatrischen Abteilung der Kinderklinik Oldenburg, mit denen ich gemeinsam lernte, die therapeutische Kraft des Trommelns zu entdecken; Dr. Christian Wolf, Ilse-Marie Benecke, Dipl. Psych. Ottmar Krauß, Dipl. Psych. Michael Bode und den Mitarbeiterinnen und Mitarbeitern dieser Abteilung für ihre Geduld und Bereitschaft, akustisch, inhaltlich und finanziell das Trommel-Experiment mitzutragen; den SeminarteilnehmernInnen, die mir die Texte über ihre Trommel-Erfahrungen zur Verfügung stellten; Prof. Dr. Dr. Peter Gottwald und Prof. Dr. Wolfgang Martin Stroh, Oldenburg, Prof. Dr. Hans-Helmut Decker-Voigt, Hamburg, Dr. Ruth Moroder-Tischler und Dr. Björn Tischler, Kiel, Prof. Hans-Jürgen Tabel, Emden, Prof. Ernst-Walter Selle, Heidelberg, Dr. Christa Fritze, Dortmund, Prof. Dr. Peter Maul, Düsseldorf, sowie Prof. Dr. Dr. Hilarion Petzold, Düsseldorf, für die anregenden Gespräche und die Ermutigung, über das Trommeln zu forschen, zu schreiben und die aus der Praxis gewonnenen Erfahrungen weiterzuvermitteln;

Dr. Andreas Lüderwald, Übersee-Museum Bremen, für die Bereitstellung von Dokumentationsmaterial; Jobst Gericke und Christoph Harder, Oldenburg, für die Mitarbeit an der fotografischen Gestaltung; meiner Frau Miran, die die Kunst entwickelte, unsere Tochter Sora zu überzeugen, daß man Bilder nicht nur an meinem Schreibtisch, sondern auch im Wohnzimmer malen kann; und nicht zuletzt dem Grafiker, Drucker, Verleger und Trommler Mike Behrens, der mit seinem ideenreichen Engagement wesentlich zur Gestaltung dieses Buches beigetragen hat.

Oldenburg, Mai 1989 *Wolfgang Meyberg*

Einleitung

Die Suche nach der Königstochter führte in dem Grimmschen Märchen "Der Trommler" einen jungen Mann durch den großen Wald, in dem die Menschenfresser-Riesen hausten. Mit einem kräftigen Wirbel auf seiner Trommel weckte er mutig einen der Riesen auf. Als dieser - zornig über seinen gestörten Schlaf - ihn zur Rede stellte, antwortete der Trommler: "Ich trommle, weil viele Tausende hinter mir herkommen, damit sie den Weg wissen. Sie wollen dir den Garaus machen und den Wald von einem Ungetüm, wie du bist, säubern." Tatsächlich gelang es dem Trommler, den Riesen davon zu überzeugen, ihn besser weiterziehen zu lassen. Klang und Impuls der Trommel hatten ihm Mut und Kraft verliehen und erleichterten die Kontaktaufnahme mit dem bedrohlichen Riesen.

Historische Trommel der Bakossi, Kamerun; Überseemuseum Bremen

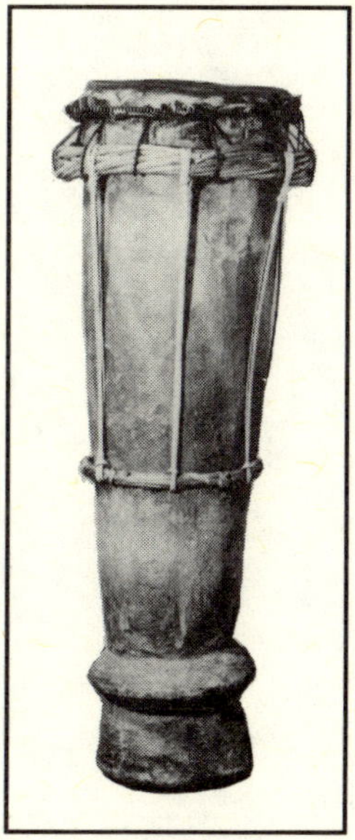

Es gibt aber auch die andere Seite der Trommel: Bilder und Klänge von den Ritualen militärischer Aufmärsche tauchen auf, wenn wir uns z.B. eine der Rollen vergegenwärtigen, die Trommeln in unserer jüngeren Vergangenheit spielten. Als ein Symbol der Macht weckten sie Aggressionen gegen ein Feindbild, suggerierten kollektive Stärke und führten Menschen in die Irre.

Die Trommel ist ein machtvolles Instrument für den menschlichen Ausdruck und für die Gestaltung und Beeinflussung zwischenmenschlicher Beziehungen. Gebrauch und Mißbrauch liegen dicht beieinander.

Dieses zu berücksichtigen gilt nun auch - in Hinblick auf eine verantwortungsvolle Anwendung von Trommeln - für die psychotherapeutischen Verfahren der modernen Industriegesellschaft und insbesondere für die Musiktherapie. Hier hat eine Rückbesinnung auf die spezielle Wirkung der Trommel eingesetzt.

Die Geschichte der Trommel als ein Instrument der Heilung geht zurück bis in die Anfänge der Menschheit. In allen großen Heiltraditionen hatten und haben Trommeln ihren festen Platz zur Begleitung des Gesanges, des Tanzes, als Medium der Ekstase, der Trance und der Meditation.

Heute werden Trommeln wiederentdeckt als Instrumente, die einen Zugang zum spontanen Ausdruck und zur lebendigen, kreativen Kommunikation ermöglichen. Ihr Klang und Rhythmus sprechen den Menschen auf einer elementaren Ebene an.

Gleichzeitig aber fällt auf, daß hinsichtlich der Wirkungs- und Einsatzmöglichkeiten von Trommeln ein Wissens- und Erfahrungsdefizit besteht. Dieses kann u.a. dazu führen, daß die therapeutische Anwendung eines solch kraftvollen Mediums Prozesse auslöst, die gegen die Intention des Heilens und Wachsens gerichtet sind.

In diesem Zusammenhang soll die Aufgabe dieses Buches darin bestehen, neben der Vermittlung von Information und Praxis einen ersten, die verschiedenen Aspekte umfassenden Einblick zu geben in die von und vom Trommeln ausgehenden Wirkungen.

Das Buch gliedert sich in drei Teile, wobei jeder eine in sich abgeschlossene Einheit bildet. Das ihnen übergeordnete Thema ist die Bedeutung, Funktion und Wirkungsweise der Trommel in Therapie und Selbsterfahrung.

Während der Schwerpunkt des ersten Teils in der Darstellung alter und neuer therapeutischer Sicht- und Anwendungsweisen von Trommeln liegt, wird im zweiten u.a. anhand von Spielkonzepten und Praxisbeispielen speziell auf den Einsatz von Congas in der Musiktherapie bei Kindern und Jugendlichen eingegangen. Auch Fragen der Indikation und Kontraindikation werden berücksichtigt. Den dritten Teil bildet eine Sammlung von Texten, die Erwachsene nach einer freien Improvisation auf Trommeln geschrieben haben. Die hier geschilderten Erfahrungen spiegeln auf andere Art und Weise das wider, was auch in den ersten beiden Teilen dieses Buches deutlich wird.

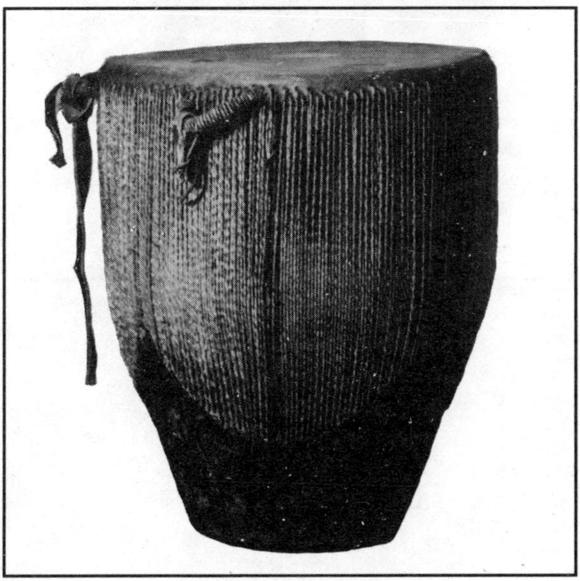

Historische Trommel aus Uganda; Überseemuseum Bremen

Bronzene Plastik,
Trommler, Westafrika

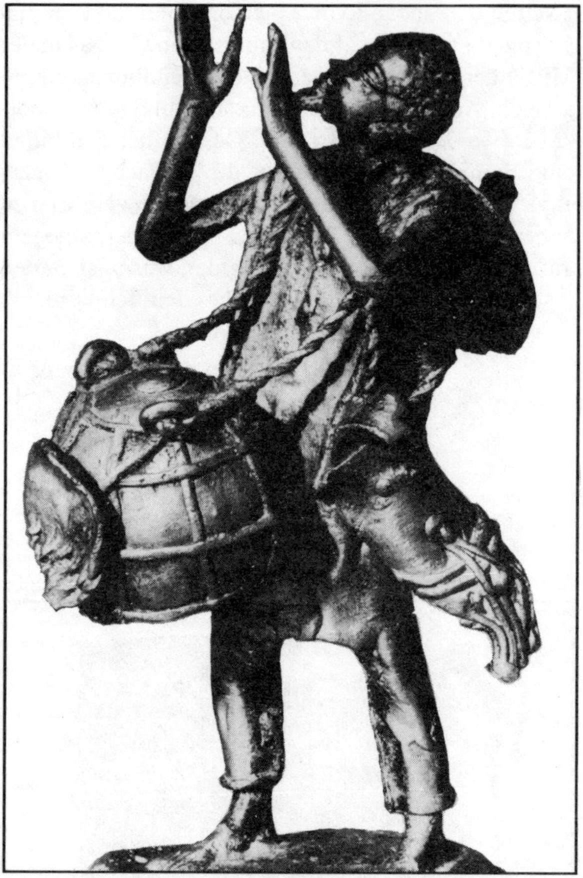

DIE TROMMEL ALS THERAPEUTISCHES MEDIUM

Eine Darstellung der therapeutischen Anwendung von Trommeln, die sich ausschließlich an der bei uns ausgeübten Praxis der modernen, westlichen Musiktherapie orientiert, wird dem Stellenwert, den dieses Instrument in der Geschichte der Menschheit und in ihren ursprünglichen Heiltraditionen einnimmt, nicht gerecht.

Im Verbund mit Tanz, Gesang und anderen Medien galt und gilt hier die Trommel als ein Heilungsinstrument von hohem symbolischen und funktionellen Rang. Hierauf soll im ersten Kapitel näher eingegangen werden.

Ein Überblick über den Einsatz von Trommeln in der heutigen Musiktherapie erfolgt im zweiten Kapitel. Fragen der Indikation sowie der Methoden und Techniken von Trommeln bilden die jeweiligen Ausgangspunkte.

Als ein Ausblick auf die Rolle, die Trommeln in der zukünftigen Entwicklung der Musiktherapie spielen können, folgen im letzten Kapitel Überlegungen, in denen es noch einmal um Bezüge zur Vergangenheit geht.

Bedeutung und Funktion der Trommel in alten Heiltraditionen

Stellvertretend für die Vielzahl der alten und z.T. heute noch existierenden Heilkulturen soll am Beispiel des Schamanismus die Bedeutung aufgezeigt werden, die der Trommel als Bestandteil des archaischen Heilungsrituals zukommt.

Um ihre zentrale Funktion als einem der Einleitung und Entfaltung von Trance dienenden Instrument geht es im zweiten Teil dieses Kapitels.

Historische Trommel der Mora, Nigeria; Überseemuseum Bremen

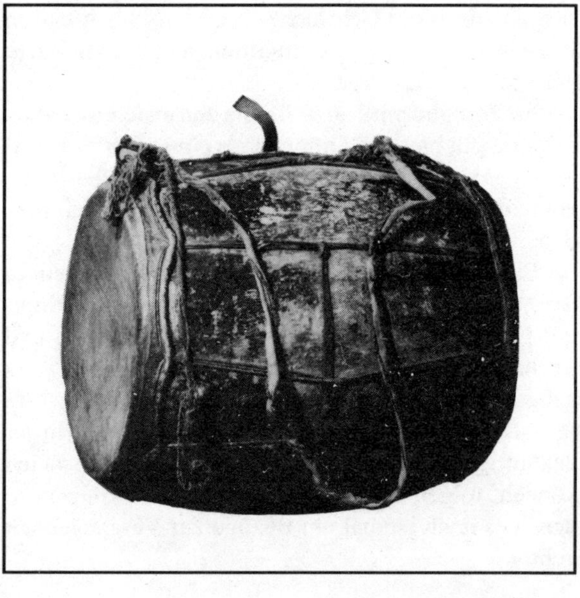

Die Schamanentrommel - Symbol und Zauberroß

Oh, meine vielfarbige Trommel
die du stehst in der vorderen Ecke!
Oh, meine lustige bemalte Trommel,
hier stehst du ja!
Mögen deine Schultern und dein
Hals stark sein.
Höre, oh höre mein Pferd - du Ricke!
Höre, oh höre mein Pferd - du Bär!
Höre, oh höre du Bär!
Oh, bemalte Trommel
die du stehst in der vorderen Ecke!
Meine Tragtiere - Rehbock und Ricke.
Schweig still, dröhnende Trommel,
fellbezogene Trommel,
erfülle meine Wünsche.
Gleich jagenden Wolken, trag mich
durch die Lande des Staubs
unter bleiernem Himmel,
stürme dahin wie der Wind
über die Gipfel der Berge!

Dieses Lied der sibirischen Sojoten (1) handelt von der Trommel als einem der wichtigsten Attribute jener uralten Heiltraditionen, die wir in der heutigen Zeit dem Schamanismus zuordnen. Schamanismus ist der weitläufige Komplex magisch-religiöser und kultisch-ritueller Erscheinungen und Handlungen, die bei fast allen Naturvölkern und in den alten Hochkulturen vorgekommen und z.T. immer noch lebendig sind.

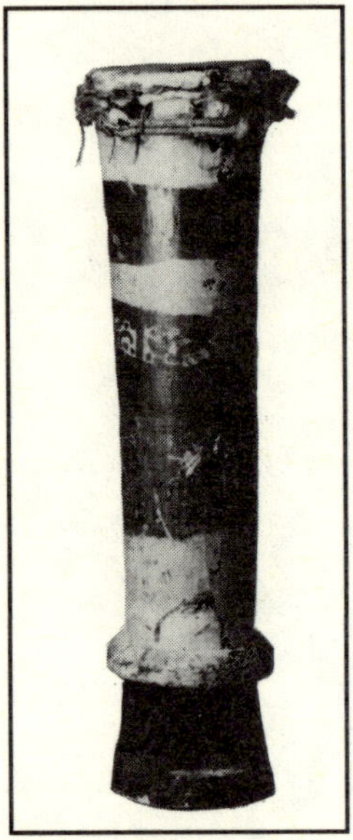

Historische Trommel aus Kamerun, Höhe ca. 1,20 m; Überseemuseum Bremen

In ihrer Funktion als Jagdhelfer, Ratgeber und Heiler werden Schamanen vor allem dann beansprucht, wenn man über die greifbare Wirklichkeit hinausgehen muß. Aufgrund ihrer Kenntnisse der kosmologischen, mythologischen und epischen Traditionen ihrer Gruppe sowie als Meister des Wortes mit der Gabe, in dichterisch-musikalischer Form das kundzugeben, was sie auf ihren Seelenreisen erschauen und erleben, sind die Schamanen befähigt, Mittler zwischen ihren Mitmenschen und den übernatürlichen Mächten zu sein (2).

Die Technik, um die Verbindung zu diesen übernatürlichen Wesen und Gottheiten zu gewinnen, ist die Ekstase. In ihr verläßt die Seele des Schamanen den Körper und begibt sich auf die Reise in die übersinnliche Welt der Geister.*

Speziell bei den Schamanen Nord- und Zentralasiens, aber auch in den indianischen Kulturen ist die Trommel das bevorzugte Instrument, mit dem die Schamanen sich - in Verbindung mit Singen und Tanzen - in jene Trance versetzen, die die Ekstasis, die Seelenfahrt, ermöglicht. Zur Abwicklung einer schamanischen Sitzung ist die Trommel unentbehrlich - "ob sie nun den Schamanen zum "Zentrum der Welt" bringt, ob sie ihm ermöglicht in die Lüfte zu fliegen, ob sie die Geister ruft und "gefangen setzt" oder ob sie dem Schamanen zur Konzentration verhilft und zur Kontaktaufnahme mit der spirituellen Welt, in die zu reisen er sich bereitet." (3)

* (wenn hier von dem bzw. den Schamanen die Rede ist, so sind immer auch die Schamaninnen miteinbegriffen. Eine Anmerkung hierzu: In der klassischen Literatur über den Schamanismus (Eliade u.a.) wird der Frage nach der Geschlechtszugehörigkeit kaum nachgegangen. Man scheint davon auszugehen, daß es sich meist um Männer handelt, die diese Funktion ausüben. Daß diesem nicht so ist, belegen neuere Untersuchungen z.B. über den koreanischen Schamanismus. Bei einer Gesamtbevölkerung von ca. 30 Mio. Einwohnern praktizieren z.Zt. in Südkorea mehr als 20.000 Schamanen, von denen weit über die Hälfte (67 bis 95 Prozent) Frauen sind (vgl. O Sek-Keun: Der Volksglaube und das Christentum in Korea, 103; A.C. Covell Folk Art and Magic, 116; Cho Hŭng-Youn: Koreanischer Schamanismus)

Zwischen dem Schamanen und seiner Trommel besteht eine enge Verbindung. Schon in der Art und Weise der Herstellung einer Trommel wird ein hoher Beziehungsreichtum verankert, dessen sich der Schamane ständig bewußt bleibt. "Der Baum, der das Holz hergab, und das Tier, das im Fell weiterlebte und tönte, lieferten und waren ja nicht bloßes Material, sondern wurden als Opfer- und Seelenwesen empfangen... Daher gilt es, ihr Leben von vornherein zu gewinnen und zu sichern, so daß diese Wesen dem Schamanen nicht nur in der Trommel, sondern auch als helfende Geister beistanden. Bei einigen Stämmen wird auch der Baum für den Rahmen nicht gefällt, sondern das Scheit dazu mußte so sorgfältig herausgeschnitten werden, daß die Wunde verheilte und er lebendig weiterwuchs. Dieser Baum des Schamanen blieb auch später sein Baum und sein Leben und wurde für ihn zum Himmels- und Weltenbaum". (4)

Bei einigen Völkern in Südsibirien besteht sogar eine Wesensidentität zwischen dem Leben des Schamanen und seiner Trommel: wird diese beschädigt oder zerbrochen, so erkrankt oder stirbt der Schamane. Stirbt hingegen der Schamane, so wird die Trommel zerbrochen und ihr Fell unweit seiner Begräbnisstätte an einem Baum aufgehängt (5).

Die Schamanentrommel gehört zur Gruppe der Rahmentrommeln. Geschichtlich gesehen ist dieser Typus das älteste Trommelinstrument überhaupt. Es kann an Hand von sumerischen Darstellungen bis in das dritte vorchristliche Jahrtausend verfolgt werden (6).

Der Rahmen der Schamanentrommel hat einen Durchmesser von 30 - 100 cm, seine Höhe variiert von 3 bis 20 cm. Die Trommel ist bespannt mit dem Fell z.B. eines Rentiers, Elches oder Pferdes - jeweils gemäß der Tradition des entsprechenden Volkes. Gehalten wird die Rahmentrommel an einem hölzer-

Historische Große Trommel der Senufo, Elfenbeinküste, wurde bei Begräbnissen mitgeführt; Überseemuseum Bremen

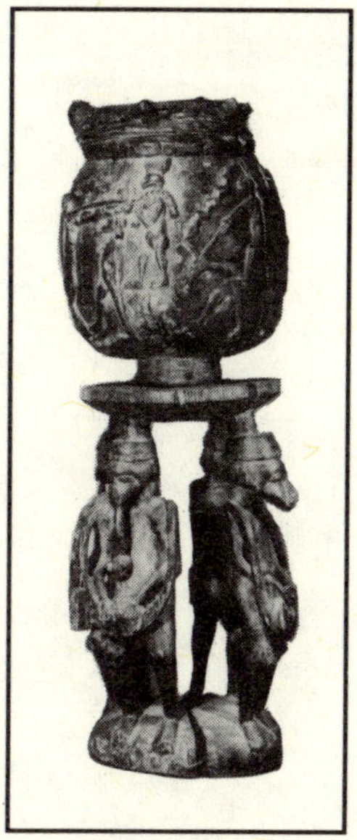

nen, teilweise beschnitzten Griff, der an der offenen Rückseite der Trommel befestigt ist. Zusätzlich können noch Objekte wie Ringe, Metallplättchen, Schellen oder eiserne Figuren an der Rahmeninnenseite angebracht werden. Als Träger einer bestimmten Symbolik sind sie mit potentieller magischer Energie ausgestattet und steigern gleichzeitig die akustischen Effekte des Trommelspiels.

Viele der wichtigsten Schamanen-Symbole, wie der Weltenbaum, Sonne, Mond und Regenbogen, finden sich auch in Zeichnungen auf der Trommelhaut wieder - so z.B. bei den Völkern des Altai und bei den Lappen. Auf manchen Trommeln wird durch Grenzlinien ein Mikrokosmos abgebildet mit seinen drei Zonen: Himmel, Erde und Unterwelt. Es werden die Mittel angezeigt, mit denen der Schamane die Ebenen zu durchbrechen vermag und die Verbindung mit der oberen und unteren Welt herstellt (7).

So ist die Trommel in mehrfacher Hinsicht für die ekstatische Reise des Schamanen von großer Bedeutung: sie hilft dem Schamanen, die Mächte der Welt zu sammeln, um die ekstatische Reise beginnen zu können; ihr Klang trägt ihn fort, sie ist das Pferd des Schamanen; als symbolische Landkarte dient sie ihm zur Orientierung auf dem gefährlichen Ritt in andere Welten.

Die Magie der Musik (8), welche die schamanische Funktion der Trommel begründet, die Symbolik von Trommel und Kleidung, der Gesang, der Tanz und die Gestik - sie alle bilden als Mittel zur Durchführung und zum Gelingen der ekstatischen Reise eine Einheit (9). Von ihnen geht eine außerordentliche Wirkung aus; die Reise der Schamanen ist nicht nur eine mediale Sitzung, sondern sie wird auch zu einer "performance" (10). Sie ist ein künstlerisches Ereignis, in dessen Mittelpunkt die Schamanen als "Meister der Imagination" stehen (11).

Trommeln und Trance

Auch in solchen archaischen Heilkulturen, die nicht im engeren Sinne den schamanischen Traditionen zugeordnet werden, nehmen unter den Musikinstrumenten die Trommeln einen bevorzugten Platz ein. Natürlich ist ihr Typus nicht auf die Rahmentrommeln beschränkt. Speziell in Afrika ist die Vielfalt der in Heilungsritualen eingesetzten Trommeln so groß, daß eine Beschreibung der einzelnen Instrumente diesen Rahmen sprengen würde. Was sie jedoch alle - einschließlich der Schamanentrommel - gemeinsam haben, ist ihre Funktion: als unverzichtbare Bestandteile des Rituals dienen sie der Einleitung und Entfaltung der Trance. Mit dem folgenden Beispiel soll hierauf näher eingegangen werden.

Historische Trommel der Maka, Kamerun, Höhe 70 cm; Überseemuseum Bremen

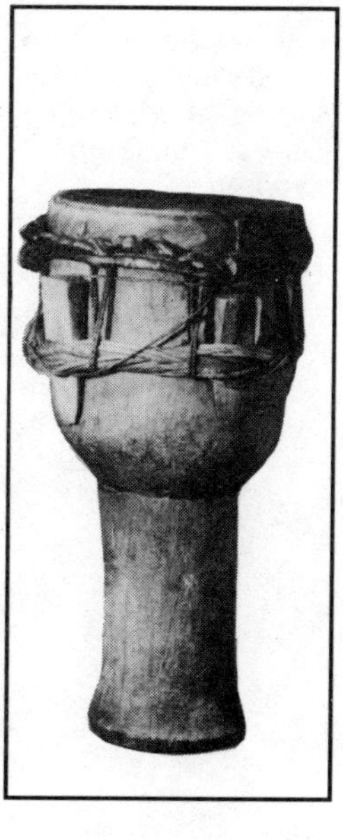

Bei den Heilungsriten des ostafrikanischen Volkes der Digo (12) sind es - im Unterschied zu den Schamanen - nicht die Medizinmänner bzw. -frauen, die im Zustand der Trance dem krankmachenden Geist als Medium dienen, sondern die Patienten selbst. Die Digo gehen davon aus, daß die Krankheit eines Menschen dadurch ausgelöst wurde, daß ein bestimmter Geist ihn befallen hat. Das Heilungsritual ist die Wiederholung jener ersten krankmachenden Begegnung zwischen dem Geist und dem Menschen. Der spannungsgeladene Höhepunkt dieses Rituals ist die Phase, in welcher der Krankheitsgeist sich aus dem Mund des sich in Trance befindenden Patienten bemerkbar macht. Der Medizinmann tritt daraufhin mit dem Geist in Ver-

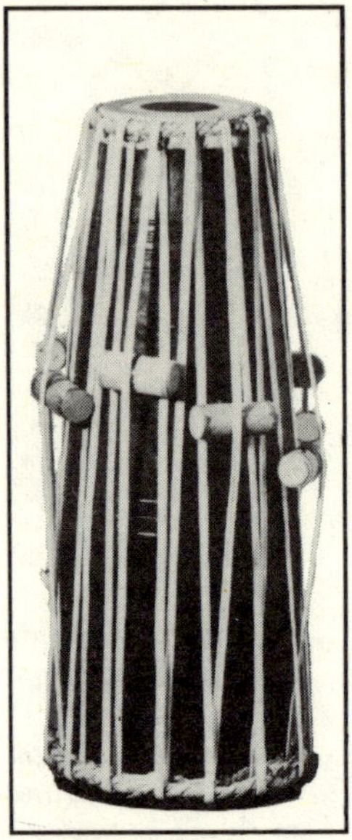

Historische Doppelfelltrommel, Mridanga, Indien; Überseemuseum Bremen

handlung über die Art der Abfindung. Diese soll den Geist dazu bewegen, den Patienten zu verlassen und die Krankheit wieder mitzunehmen (13).

In einer musikethnologischen Studie über ein Heilungsritual der Digo beschreibt Maler u.a. diese dramatische Phase der Geistanrufung in ihrem musikalischen Ablauf.

Im Mittelpunkt des gesamten Rituals steht eine etwa dreißigjährige Frau, die den Medizinmann aufgesucht hat, "weil sie nach neunjähriger Ehe immer noch kein Kind bekommen hat, ein in ländlichen Gegenden Ostafrikas nach wie vor diskriminierendes und fast unerträgliches Schicksal für eine bereits seit Jahren verheiratete Frau." (14)

Nachdem der Medizinmann am Anfang des Heilungsrituals das Orakel befragt hat, um den krankheitsverursachenden Geist zu bestimmen und zu lokalisieren, beginnt die Phase der Geistanrufung. Aktiv beteiligt an den nun folgenden Handlungen sind nicht nur zwei Medizinmänner, sondern auch eine für das Singen und Tanzen zuständige Gruppe, die von den Verwandten der Patientin gebildet wird.

Während der gesamten Phase gibt ein Medizinmann auf mehreren Trommeln das Tempo an, welches schrittweise gesteigert wird.

Der Ablauf gliedert sich in neun deutlich unterscheidbare Sätze. Diese lassen "mehrstufige Steigerungsprinzipien erkennen, die mit erstaunlicher Konsequenz auf den Spannungshöhepunkt der Patientin ausgerichtet sind." (15)

An diesem Beispiel wird deutlich, in welch hohem Maße u.a. die metrischen und rhythmischen Komponenten einer Ritualmusik Steuerungsfunktion übernehmen können für das Einleiten und für die Entfaltung der Trance.

Das Ansteigen von Tempo und rhythmischer Intensität ist auch fast immer gekoppelt mit zunehmender Lautstärke (16). Bei dem afrikanischen Stamm der Tsonga wird die Lautstärke kurz vor dem Höhepunkt des Rituals noch dadurch gesteigert, daß die Trommler sich sehr nahe um den unter einer Decke sitzenden Patienten gruppieren (17). In Mali werden bei einer bestimmten Zeremonie die Trommeln bei immer schnellerem Tempo über dem Kopf des Patienten geschlagen, um den Geist heraufzubeschwören (18).

Aber es sind nicht nur die von ihr ausgehenden metrischen, rhythmischen und lautstärkemäßigen Stimulationen, die die Trommel zu einem bevorzugten Instrument des archaischen Heilungsrituals machen. Auch der Eigentümlichkeit ihres Klanges wird eine besondere Wirkung zugesprochen.

Die eindrucksvolle Beschreibung des Klanges einer Doppelfelltrommel (ca. 80 cm Durchmesser) liefert Canacakis-Canás in seinem Erlebnisbericht über ein griechisches Feuertanz-Ritual (19).

Historische. Große Trommel, Westafrika, Höhe 1,20 m; Überseemuseum Bremen

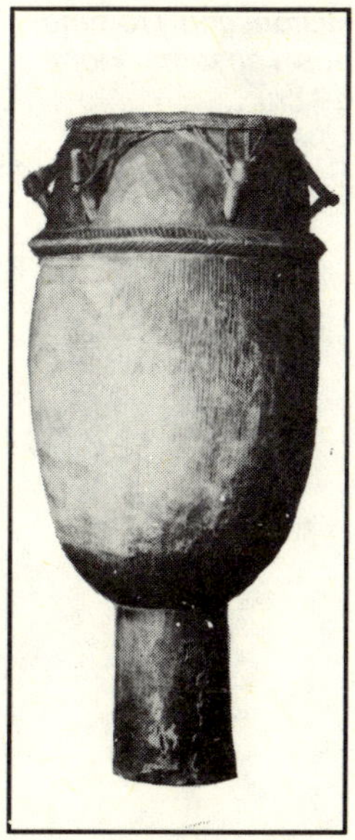

Er schreibt: ... den Klang dieser Trommel “könnte man mit einem Wort umreißen: Elementar. Die Trommel ist die Königin der rhythmischen Befehle. Man fühlt sich hoch erhoben, zusammengebündelt, auseinandergerissen, zum Wahnsinn getrieben, vergewaltigt. ... Man spürt, wie die bewegte Muskulatur Energie speichert und sammelt.” (20) “Der geballte Ton dringt tief bis in die Körpersubstanz der Zellen ein.” (21)

Abschließen möchte ich dieses Kapitel mit einer Überlieferung der nordamerikanischen Dakota-Indianer. Sie soll noch einmal darauf hinweisen, wie eng die Bedeutung und Funktion der in alten Heiltraditionen eingesetzten Instrumente verknüpft ist mit den Mythen und Legenden der einzelnen Stämme und Völker.

Den Schöpfungsberichten der Oglele-Dakota zufolge ist der Ton die erste und elementarste Macht, repräsentiert in der Trommel. Hierzu wird erzählt: “Weil die Trommel oft das einzige in unseren Riten gebrauchte Gerät ist, sollte ich euch hier vielleicht sagen, warum sie uns so besonders verehrungswürdig und wichtig ist: es ist darum, weil die runde Form der Trommel das ganze Weltall darstellt; und ihr beharrlicher Schlag ist der Puls, das Herz, das in der Mitte des Weltalls pocht. Es ist wie die Stimme des Großen Geistes, und der Ton erregt uns, er hilft uns, das Geheimnis und die Macht aller Dinge zu verstehen." (22)

Historische Trommel aus Tansania, Höhe 50 cm; Überseemuseum Bremen

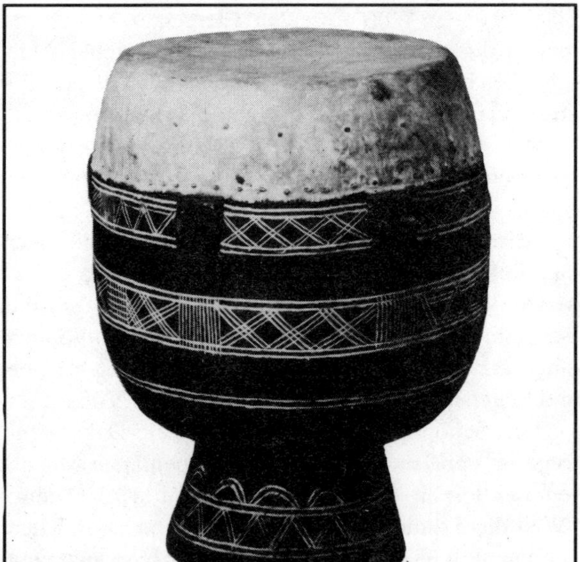

Die Anwendung von Trommeln in der heutigen Musiktherapie

Als wichtigster Strang der heute praktizierten Musiktherapie hat die Form der aktiven Musiktherapie (23) mittlerweile in fast allen Bereichen der psychotherapeutischen und psychiatrischen Behandlung von Kindern, Jugendlichen und Erwachsenen Eingang gefunden. Diese Therapieform zeichnet sich durch die schöpferische Mitarbeit der Patienten aus: angestrebt wird die Wiederherstellung der “Fähigkeit zur Selbstregulation und Selbstaktualisierung des Organismus” (24).

Fester Bestandteil dieser als Einzel- und Gruppentherapie konzipierten Methode ist die Instrumentalimprovisation (25). Im Gegensatz zum reproduzierenden Musizieren hat die Improvisation experimentellen Charakter. In ihr wird es den Patienten ermöglicht, “sich auf eine Form des musikalischen Ausdrucks einzulassen, welche der vorhandenen Situation angemessen ist und diese erweitert.” (26)

In diesem Kontext soll nun der spezielle Einsatz von Trommeln näher betrachtet werden.

Indikationsspezifischer Einsatz

Bei der Durchsicht der nach dem Zweiten Weltkrieg erschienenen Literatur über Musiktherapie fällt es auf, daß - von wenigen Ausnahmen abgesehen - den Trommeln erst seit etwa zehn Jahren mehr Beachtung geschenkt wird. Was jedoch auch schon in früheren Veröffentlichungen deutlich wird, ist die Vielseitigkeit dieser Instrumente bezüglich ihrer Einsatzmöglichkeiten: auf Trommeln wird gespielt in der instrumentalen Einzel- und Gruppenimprovisation bei psychotischen, schizophrenen, neurotischen und psychosomatischen Patienten. Hinzu kommen die Bereiche der musiktherapeutischen Arbeit mit geistig Behinderten sowie mit emotional und sozial gestörten Kindern und Jugendlichen.

Für die gruppentherapeutische Instrumentalimprovisation in der Neurosenbehandlung hält Schwabe es für günstig, das Instrumentarium auf eine gewisse Anzahl von Instrumenten zu beschränken, um der Gefahr einer "Materialinflation" zu entgehen. Als Basisinstrumente werden acht bis zehn Rahmentrommeln von gleicher Größe verwendet (27).

Für die Gruppe der selbstwertgestörten und retardierten Persönlichkeiten kann der "kräftige Gebrauch der Trommel" die Entwicklung des Selbstvertrauens zur eigenen Fähigkeit des Gestaltens fördern (28).

Bei vorwiegend rational orientierten und leistungsbezogenen Persönlichkeiten kann das experimentell, rhythmische Spiel auf Trommeln - auch in Verbindung mit anderen Instrumenten - ein Sichlösen aus starren Verhaltensbegrenzungen bewirken, sowie zu einer Erweiterung des Aktions- und Erlebnisradius führen (29).

Von einer Lösung körperlicher Spannungen durch das Spiel auf einer Handtrommel schreibt M. Priestley (30). Indem beim Trommeln die gesamte Spannung in das Instrument hineinfließt, wird ein körperlicher Erschöpfungszustand erreicht. Gleichzeitig ist ein kreativer Zugang geschaffen, der dazu benutzt werden kann, sich mit den Ursachen der Verspannung zu beschäftigen. Priestley berichtet von einer Frau, die sehr angespannt in ihre Therapiestunde kam und mit der sie im weiteren Verlauf über das Thema "Ablehnung" improvisierte: "Sie trommelte lange Zeit mit rasender Energie und hörte erst auf, als ihr zugegebenermaßen die Arme weh taten, um weiterspielen zu können. Danach war sie dann viel entspannter und konnte ziemlich frei darüber sprechen, von wem sie sich in der Vergangenheit zurückgewiesen gefühlt hatte." (31)

In einem Fallbericht über eine psychosomatische Patientin beschreibt G. Loos einen minutenlangen Trommelausbruch dieser Frau. "Sie schlug mit Fäusten wild in die Trommel und schrie: Ich will das Wort Schuld nicht mehr hören!" Daraufhin konnte die Patientin in einem zusammen mit der Gruppe gespielten Rhythmus allmählich wieder zur Ruhe kommen (32).

Das Schlagen der Trommel ermöglicht den Ausdruck starker Gefühle, die bis zur Zerstörungswut gesteigert werden können (33). Trommeln eignen sich dazu, dem unterdrückten Zorn Luft zu machen. Patienten, die besonders rastlos und gespannt sind, drücken "ihre eigenen dynamischen und rhythmischen Formen auf der Trommeln aus." (34)

Neben den Möglichkeiten, die das Spiel auf Trommeln für den Ausdruck verdrängter Gefühle bietet, werden auch die beziehungsfördernden Aspekte des Trommelns beschrieben.

Eine Erfahrung mit einer Gruppe schizophrener Patienten, "die sich nicht miteinander verständigen konnten", teilt J. Alvin mit. Hier wurde die Beziehungsaufnahme durch das Spielen auf "afrikanischen Sprechtrommeln" (gemeint ist hier die westafrikanische sanduhrförmige Doppelfell-Trommel "Dondo", auch bekannt unter "Talkingdrum") erreicht. Mit diesen Trommeln lassen sich unterschiedliche Tonhöhen und Klangfarben erzeugen. Aus einem Frage- und Antwortspiel zwischen der Therapeutin und einem Patienten entwickelte sich ein Zusammenspiel der

Historische Doppelfelltrommel »Sklavenküste« Togo, Dahomey, Nigeria; Überseemuseum Bremen

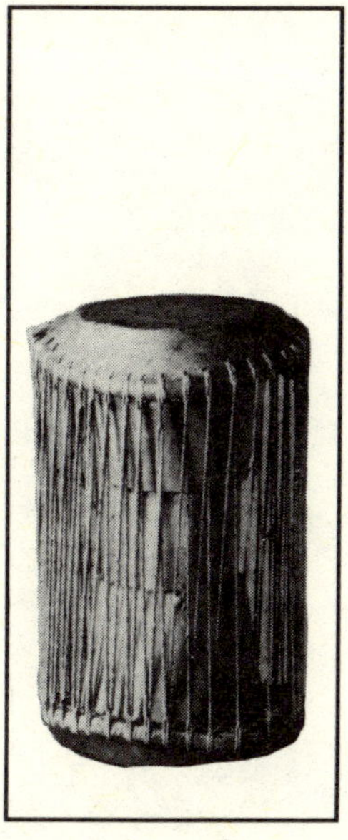

ganzen Gruppe. Jeder der Patienten wurde "mit seiner eigenen Trommel und seinem persönlichen Ton Teil des Ganzen, ohne seine Eigenart zu verlieren." (35)

Bei der Kontaktaufnahme zwischen Therapeut und Patient spielt besonders in der Musiktherapie mit geistig Behinderten die Trommel eine wichtige Rolle. Trommeln wecken Aufmerksamkeit und ermöglichen die ersten musikalischen Reaktionen. Allein schon durch das Spüren der Resonanz einer Trommelfläche oder durch die Vibration einer über den Kopf gehaltenen Trommel können erste Reaktionen hervorgerufen werden. Hinzu kommt in dieser Phase das Spüren der Trommel durch die Hände. Es kann ein vorsichtiges Betasten des Fells sein, das den ersten Kontakt einleitet. Daraus entwickelt sich langsam das Schlagen (36).

Als eine sinnvolle und effektive Methode in der Therapie bei emotional und sozial gestörten Kindern und Jugendlichen deutet sich seit einigen Jahren die musiktherapeutische Arbeit speziell mit Perkussionsinstrumenten an. Neben verschiedenen Trommeln wie Bongos und Congas, werden auch Rasseln und andere lateinamerikanische Rhythmusinstrumente zur Improvisation hinzugenommen.

Abgesehen von pragmatischen Gesichtspunkten, die darin bestehen, daß diese Instrumente nicht gestimmt werden brauchen, ohne lange Vorübung gespielt werden (37) und darüberhinaus robust sind (38), ermöglicht es die Art der Instrumente, auch aggressiven Impulsen Ausdruck zu verleihen (39) (40). Aggression wird zu etwas Nützlichem: z.B. ein rhythmischer Beitrag zum gemeinsamen Spiel. Aggressionsgehemmte Kinder und Jugendliche lernen, diese Kräfte in sozial akzeptierten Formen freizusetzen und im Spiel zu äußern (41). Durch das rhythmisch-perkussive Spiel gelingt es emotional und sozial gestörten Kindern und Jugendlichen, mit ihren Gefühlen und Spannungen besser umzugehen (42). Sie kommen zu einer entspannteren Haltung zu sich selbst und zu ihrer Umwelt (43).

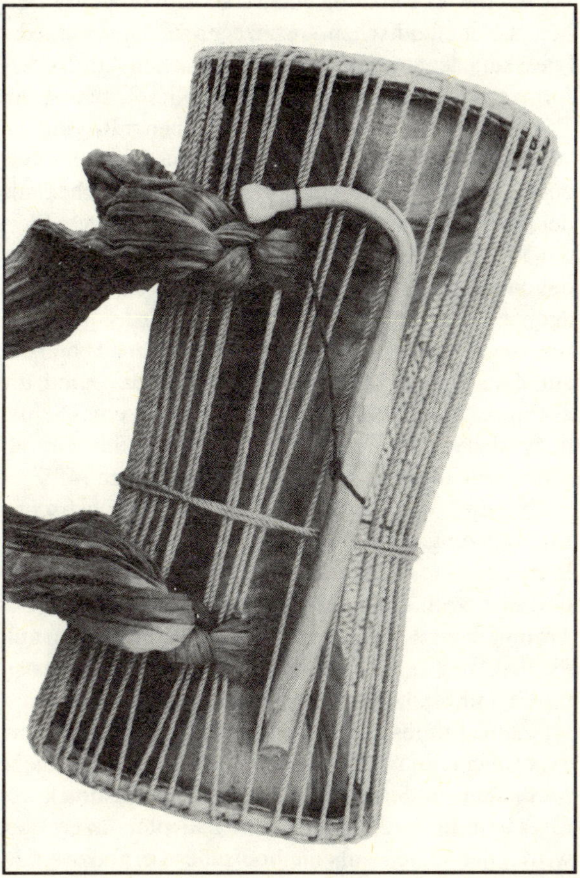

Dondo, Westafrika; durch Druck auf die Schnüre wird die Tonhöhe verändert

Methoden und Techniken

Bei der Anwendung von Trommeln gibt es bezüglich der methodischen Ansätze große Unterschiede. Die Skala der angestrebten musikalischen Ausdrucksformen reicht vom rein experimentellen Umgang mit Trommeln bis hin zum Spiel vorgegebener Rhythmen.

Einen Mittelweg hierbei beschreitet die Methode der Nordoff/Robbins-Musiktherapie (44), welche Ende der fünfziger Jahre aus der Arbeit mit geistig behinderten Kindern hervorging. Nordoff und Robbins gehen davon aus, daß, wenn Kinder ihr Schlagen ordnen, sie auch ihr Sein ordnen. Das behinderte Kind wird ermutigt, die Trommel zu schlagen, während der Therapeut auf dem Klavier improvisiert. Indem das Kind die zwanghaften und chaotischen Tendenzen seines Schlagens überwindet und beginnt, sich auf den Grundschlag einzulassen, gewinnt es an Vertrauen (45).

Nordoff und Robbins haben zur diagnostischen Einschätzung der Reaktionsweise ihrer trommelnden Patienten eine Kategorien-Liste aufgestellt. Sie orientiert sich zum einen am Vorgang des Schlagens der Trommel; zum anderen zeigt sie Schwierigkeiten auf, die den Weg zu mehr rhythmischer Sicherheit, Sensitivität und Freiheit prägen können (46).

Zum grundsätzlich rhythmisch ungebundenen, experimentellen Spiel auf Trommeln tendieren jene Methoden, in denen der musikalische Ausdruck der aktuellen Befindlichkeit eines Patienten angestrebt wird. Hier stehen - als methodischer Leitfaden - z.B.

gruppendynamisch orientierte Spiel-Muster im Vordergrund und solche, die sich aus der musikalischen und gestischen Interaktion zwischen Patient und Therapeut spontan ergeben können.

Speziell in der musiktherapeutischen Arbeit mit Kindern erweist sich der vorwiegend experimentelle Umgang mit Trommeln als ein wichtiges Element in Phasen des Vertraut-werdens und des Sich-öffnens. Trommeln werden als Behälter benutzt, man schüttet Kastanien in sie hinein (47), ein Kind setzt sie als Hut auf, Trommeln werden versteckt oder dienen als Tür, die sich nach dem Anklopfen öffnet (48).

Auch das Ausprobieren der verschiedenen Möglichkeiten, der Trommel einen Ton zu entlocken, gehört in diesen Bereich. Die experimentelle Spiel- und Klangerfahrung schafft Voraussetzungen für Körperwahrnehmung und Sensibilität. Das Trommelfell wird ertastet, gekratzt, gestreichelt, geschlagen; Arme, Hände, Fingerspitzen, Knöchel und Fingernägel können hier eingesetzt werden (49).

Diese zuletzt genannten Möglichkeiten fallen weg, wenn Trommeln mit Schlegeln gespielt werden. Ihr Gebrauch weist sich jedoch dann bei Kindern, Jugendlichen und Erwachsenen als sinnvoll, wenn Schlegel als Distanz schaffende Arme dienen und helfen, die Objektangst zu verringern (50).

Hinzu kommt, daß die Trommel kräftiger angeschlagen werden kann und somit eine Lautstärke erreicht, die der Intention des Spielers eher gerecht wird (51).

In den bisherigen Ausführungen über den therapeutischen Einsatz von Trommeln wurden die Instrumente selbst nur sporadisch näher beschrieben: Hier nun soll ein kurzer Überblick über die wichtigsten in der Musiktherapie eingesetzten Trommel-Arten gegeben werden.

Gewöhnlich als Bestandteil des Orff'schen Instru-

Djembé, Westafrika; ist heute auch in guter Qualität bei uns zu erhalten.

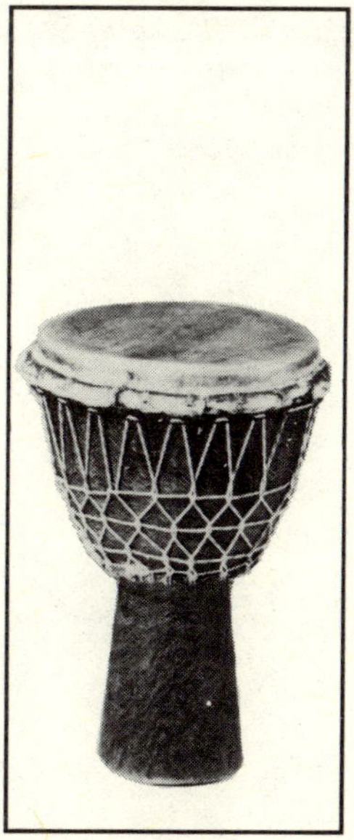

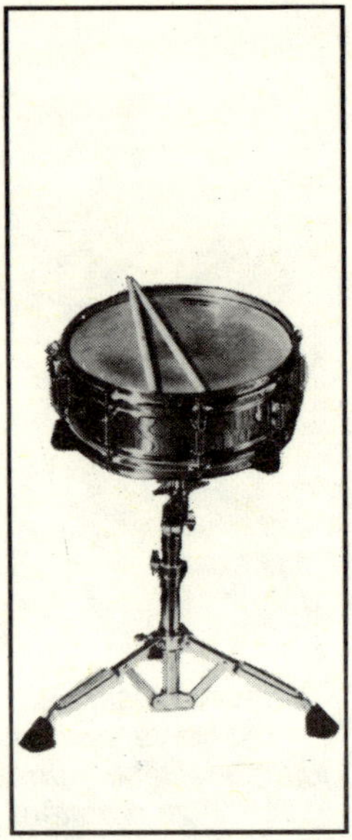

Zum Schlagzeug-Set zugehörige Snare-Drum mit Metallkessel

mentariums bilden Pauken und Rahmentrommeln (Handtrommeln, Schellentrommeln) unterschiedlicher Größe den Grundstock der für eine Musiktherapie zur Verfügung stehenden Rhythmusinstrumente. Diese Trommeln werden vorwiegend mit Schlegeln gespielt.

Die aus dem lateinamerikanischen und afro-kubanischen Instrumentarium stammenden Bongos und Congas haben sich seit einigen Jahren etablieren können. Sie werden ausschließlich mit Händen geschlagen. Im Vergleich zu Pauken und Rahmentrommeln sind sie mit einem wesentlich dickeren Fell bespannt und haben eine robustere Konstruktion.

Die dem Jazz-Schlagzeug zugehörige Snare-Drum wird vornehmlich in der Musiktherapie von Nordoff und Robbins eingesetzt.

Das wachsende Interesse an der afrikanischen Musikkultur sowie die ebenfalls steigende Beliebtheit, afrikanisches Trommeln zu erlernen, schlägt sich auch in der Einbeziehung von Trommel-Arten nieder, die in der Musiktherapie bis vor kurzem relativ unbekannt waren. Die westafrikanische Djembé sei hier genannt sowie die sanduhrförmige Doppelfelltrommel Dondo.

Die mit Händen gespielte Djembé zeichnet sich durch ihren hellen, scharfen Klang aus, als auch durch den eindringlichen tiefen Baßton.

Die mit einem gekrümmten Stock geschlagene Dondo wird unter dem Arm gehalten. Durch Pressen und Entspannen des Armes kann die Tonhöhe stufenlos verändert werden. Auf dieser Trommel lassen sich regelrecht Geschichten "erzählen" und Unterhaltungen führen.

Zuletzt sei noch die große Doppelfell-Trommel genannt. Mit Händen oder mit Schlegeln gespielt beeindruckt sie durch ihren voluminösen und obertonreichen Klang. Vorbilder sind u.a. die meist zu rituellen Anlässen gespielten Trommeln Asiens und Nordamerikas.

Ausblick

Art, Herkunft sowie die Anwendungs-Perspektiven der soeben aufgeführten Instrumente machen deutlich, daß die heutige Musiktherapie sich in einem Experimetier- und Aufbaustadium befindet. Es ist auch die Phase des Entdeckens und des Wieder-Entdeckens jener Möglichkeiten, die einzelne Instrumente uns für die therapeutischen Arbeit eröffnen.

In diesem Zusammenhang möchte ich abschließend Gefahren und Chancen ansprechen, die eine solche Phase positiv als auch negativ beeinflussen können.

Im musiktherapeutischen Prozeß begünstigt die leichte Handhabung der Trommel nicht nur den spontanen Gefühlsausdruck und das Einleiten kommunikativer Prozesse. Es ist auch die Verbindung von Impuls, Rhythmus und Klang, die sich stimulierend auswirkt auf das Tanzen (52) und die Bewegung im Raum (53).

Hierzu sei ein Beispiel genannt. In der von dem brasilianischen Psychiater Akstein entwickelten Trance-Therapie, die sich an Besessenheitskulten afrobrasilianischer Sekten orientiert, löst u.a. der Rhythmus einer Trommel die Bewegungstrance aus und hält sie in Gang (54). In Kombination mit den ebenfalls trance-induzierenden Techniken der Hyperventilation und bestimmter Drehbewegungen bildet die Trommel ein wesentliches Element zur psychotherapeutischen Behandlung speziell von nervösen und psychosomatischen Leiden.

Die trance-induzierende Wirkung von Trommeln - und hiermit komme ich wieder auf das erste Kapitel zurück - hat in der Geschichte der Menschheit eine lange Tradition. In der westlichen Kultur ist uns diese verloren gegangen und wir suchen nach neuen Anknüpfungspunkten.

Es wäre nun ein Fehler, sich der Illusion hinzugeben, daß wir allein durch den verstärkten Fokus auf ein Instrument bzw. auf eine einzelne Therapieform die unterbrochene Linie der Trance-Heilung wiederaufnehmen können. Denn in einem Punkt hat sich seit Jahrtausenden nichts geändert: Heilung ist ein Prozeß, in dem erst das Zusammenkommen vieler unterschiedlicher Teile die Wirkung ausmacht.

Auch an dem Beispiel der brasilianischen Trance-Therapie wird jene Rolle deutlich, die kontextabhängige Faktoren (55) für den Heilungsprozeß haben: Brasilien ist eines der klassischen Länder, in denen eine breite Integration archaischer (afrikanischer) und neuerer (christlich-abendländischer) Glaubens- und Heilvorstellungen schon vor längerer Zeit stattgefunden hat. Es ist also davon auszugehen, daß brasilianischen Patienten die Praxis der trance-orientierten Heilung mehr oder weniger geläufig ist. Gleichzeitig sind sie vertraut mit der Musikkultur ihres Landes und haben somit direkten Zugang zu den in Trance-Sitzungen gespielten Rhythmen, Melodien und Klängen (56).

Die Problematik, die ich ansprechen möchte, könnte nun darin bestehen, daß wir unüberlegt einzelne Teile anderer Kulturen uns aneignen, sie irgendwie unseren Konzepten anzupassen versuchen und darüberhinaus den Blick für das Ganze verlieren (57).

Machen wir uns jedoch die hiermit verbundenen Gefahren der Oberflächlichkeit und der Verantwortungslosigkeit bewußt und handeln dementsprechend, so meine ich, können uns die trommelnden Schamanen Lehrer und Vorbild sein - auch bei Fragen der Musiktherapie und der Anwendung von Trommeln. Denn:

Schamanen zeigen uns, daß in dem Menschen die Fähigkeit angelegt ist, sich über eine körperliche und psychische Veränderung neue Daseinsbereiche zu erschließen (58).

Die "verwundeten Heiler" (Halifax), die Schamanen, verkörpern den Menschen, der schwer krank war und der nicht zuletzt mittels seiner eigenen kreativen Tätigkeit wieder gesund geworden ist (59) (60).

Die Praxis der Schamanen weist uns darauf hin, daß u.a. die Musik, der Gesang, Tanz und Bewegung universelle Bestandteile dieser kreativen Tätigkeit sind (61).

Die Haltung, die Schamanen der Trommel entgegenbringen, lehrt uns, ehrfürchtig und verantwortungsvoll mit diesem Instrument umzugehen.

Ihr Trommel-Spiel ist auch eine künstlerisch hochkomplexe Demonstration dessen, was dieses Instrument für den Prozeß der Heilung zu leisten vermag: das rhythmische Pulsieren der Trommel aktiviert. Es weckt Energien, treibt voran, schafft Kommunikation. Gleichzeitig sammelt ihr Klang die freigesetzten Kräfte und führt sie hin zur Mitte - zu den Bildern unserer Seele.

DAS SPIEL AUF CONGAS IN DER MUSIKTHERAPIE BEI KINDERN UND JUGENDLICHEN

Seit nunmehr acht Jahren bildet die Arbeit mit Trommeln einen instrumentalen Schwerpunkt in der Musiktherapie an der Kinder- und Jugendpsychiatrischen Abteilung der Oldenburger Kinderklinik und an der ihr angeschlossenen Psychologischen Ambulanz.

Die methodische Grundlage der hier praktizierten Musiktherapie orientiert sich vornehmlich an der aktiven Gruppenmusiktherapie (Schwabe 1980, Strobel/Huppmann 1978) und an den intermedialen Verfahren der Ausdruckstherapie (Decker-Voigt 1975, Knill 1979, McNiff 1981).

Der übergeordnete Therapieansatz ist beeinflußt von den Konzepten der Gestalt-Therapie (Perls 1976, Perls/Hefferline/Goodmann 1985, Polster 1975) und der Integrativen Therapie (Petzold 1974, Frohne 1986).

Ein Grund dafür, daß dem Spiel auf Trommeln verstärkte Aufmerksamkeit geschenkt wird, liegt darin, daß die hier behandelten Kinder und Jugendlichen außergewöhnlich gut auf diese Instrumente ansprechen. Der hohe Aufforderungscharakter der Trommel sowie die durch ihre elementare Spielweise geschaffene Möglichkeit des spontanen Ausdrucks kommen den meist emotional und sozial gestörten Patienten in ihrem Bedürfnis nach Mitteilung und Verstanden-werden entgegen.

Im Laufe der Zeit hat sich herauskristallisiert, daß speziell die Conga dafür prädestiniert ist, diese Eigenschaften für den musiktherapeutischen Prozeß nutzbar zu machen.

Das erste Kapitel konzentriert sich auf die Beschreibung der Wirkungsweisen, die für das Spiel und die gemeinsame Improvisation auf Congas typisch sind.

Die im zweiten Kapitel vorgestellte Auswahl von Spielkonzepten bildet den Rahmen, innerhalb dessen die psycho-physischen Aspekte des Trommelns zur Entfaltung gelangen können.

Anhand von drei Fallstudien wird in dem darauffolgenden Kapitel Einblick gegeben in die praktische Anwendung von Congas im Rahmen der Musiktherapie bei Kindern und Jugendlichen.

Im letzten Kapitel sollen noch einmal die zentralen therapeutischen Gesichtspunkte des Spiels auf Congas zusammengefaßt werden.

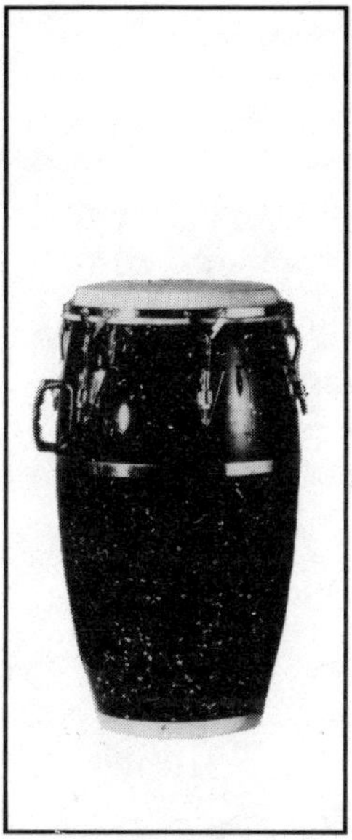

Fiber-Glass-Conga

Psycho-physische Aspekte

Bei der folgenden Darstellung wird davon ausgegangen, daß das Spiel auf Congas Prozesse einleitet, die auf den ganzen Menschen wirken. Physische und psychische Dimensionen lassen sich daher nicht isoliert voneinander betrachten. Hinzu kommt, daß bei der Gruppenimprovisation auf Congas die unterschiedlichen Faktoren der Interaktion eine mehr oder weniger starke Rolle spielen. Dieses soll auch dort berücksichtigt werden, wo die Auswirkungen des Trommelns auf die einzelne Person im Mittelpunkt der Darstellung stehen.

Aufmerksamkeit und Interesse

Die Conga ist ein Instrument, auf das Kinder und Jugendliche in der Regel spontan zugehen. Die Trommel weckt - bevor auch nur ein Ton erklingt - Aufmerksamkeit durch ihre Größe und durch die klar strukturierte Bauweise.

Die kreisförmige Felloberfläche fällt ins Auge und bietet sich den Händen zum Spielen an.

Auch ohne spieltechnische Anweisungen finden Kinder und Jugendliche sich schnell auf dem Instrument zurecht: intuitiv unterscheiden ihre Hände zwischen Fellmitte und Fellrand. Das Zentrum und die

Randbereiche der Trommel sind eindeutig zu erkennen.

Dementsprechend gestalten sich auch die klanglichen Resultate: das Wechseln zwischen mindestens zwei verschiedenen Klangfarben (Fellmitte: dumpf, Fellrand: hell) wirkt sich fördernd auf die Experimentierfreude der Spieler aus.

Hinzu kommt die allgemeine Klang-Stimulation, die von allen Spielern ausgeht: wie Signale schießen die Töne durch den Raum und bilden innerhalb kürzester Zeit ein Geflecht, in das es Spaß macht, sich "einzuklinken".

Bei der Improvisation auf Congas ist die Trommeloberfläche der reale Ansatzpunkt für den eigenen Ausdruck und für das Knüpfen von Beziehungen. Gerade in der Einstiegsphase kann dieser - im wörtlichen Sinne - oberflächliche Handlungsmodus z.B. für ein gehemmtes Kind eine notwendige Entlastung bedeuten und somit auch sein Interesse fördern, das Trommeln fortzusetzen.

Bewegung, Beweglichkeit und Sensibilität

Trommeln heißt zuallererst: Schlagen. Es geschieht aus der Bewegung von Armen und Händen heraus. Dieser Bewegungsablauf kann in vielen Bereichen des täglichen Lebens beobachtet werden, er ist jedem Menschen geläufig. Das Trommeln, das spontane, improvisatorische Spiel auf der Conga, ist ein prinzipiell unkomplizierter und elementarer Vorgang. Damit wird eine wichtige Voraussetzung für die Gestaltung musiktherapeutischer Prozesse erfüllt.

In der Gruppe bietet die Conga einen Schutz vor Bloßstellung. Egal, wie die Trommel gespielt wird - sie klingt immer. Die Möglichkeit, sich musikalisch zu blamieren, ist gering. Das Trommelfell lädt zum Experimentieren mit den Händen ein: seine freie Fläche stimuliert Finger- und Handbewegungen unterschiedlichster Art. Die Conga ist ein Instrument, das auch der extremsten Wucht eines Schlages standhält und dabei einen Klang erzeugt, der fast immer der Intention des Schlages entspricht.

Beim Trommeln wird Bewegung unmittelbar in Klang und Rhythmus umgesetzt. Das musikalische Ergebnis wiederum kann einen Anreiz bieten, Bewegungen zu wiederholen und zu verstärken. Hier spielt die Gruppe eine entscheidende Rolle. Das, was durch das Trommeln ungefiltert mitgeteilt wird, kann in der gemeinsamen Improvisation "in Umlauf gebracht" und verändert werden.

Trommeln ist ein Prozeß intensiver Körpererfahrung. Da die Conga ohne Schlegel gespielt wird, entsteht ein direkter Kontakt von der Haut zum Fell. Die Handinnenfläche wird durch die mehr oder weniger intensive Berührung warm, es stellen sich Gefühle des Kribbelns, Prickelns und u.U. des Schmerzes ein. Diese Erfahrungen werden in der Gruppe auch verbal mitgeteilt. Dadurch werden sie bewußt gemacht und können akzeptiert und verarbeitet werden. Ein solcher Austausch erfolgt oft spontan nach einer Trommel-Runde. Es fällt auf, daß auch schmerzhafte Auswirkungen des Trommelns von den Kindern und Jugendlichen eher humorvoll registriert werden - eine Freude am körperlichen Spüren tritt in Erscheinung.

Die körperliche Wahrnehmung betrifft nicht nur die der Hände. Beim Trommeln werden auch die Funktionen der Arme, der Schultern sowie wichtiger Teile der Nacken- und Rückenmuskulatur intensiv in Anspruch genommen. Spannungen, die den Fluß der

Bewegungen hemmen oder blockieren, können gespürt werden, ein Kontakt zu ihnen entsteht. Durch längeres Trommeln verlieren im Inneren festgehaltene Spannungen oft ihre blockierende Wirkung und gelangen als eine allmählich fließende Bewegung nach Außen.

Beim Spiel auf Congas

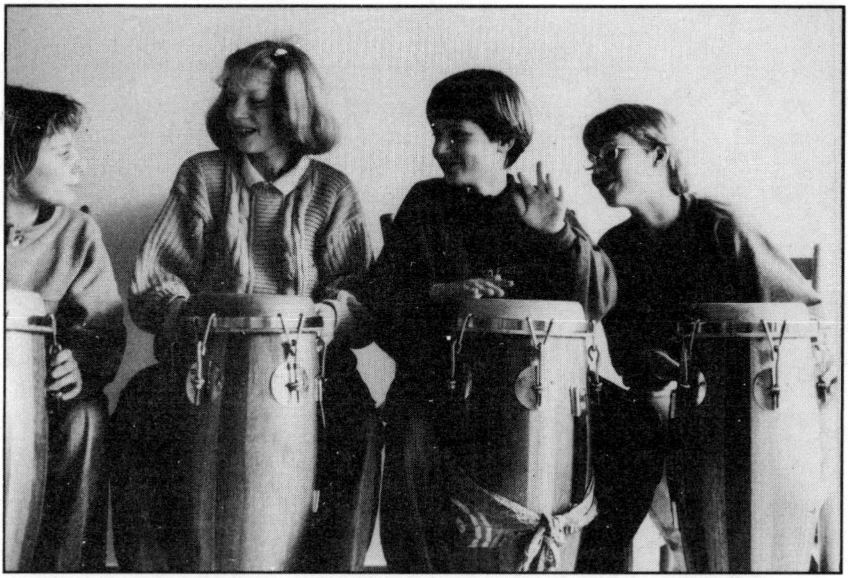

Musikalischer Ausdruck

Das experimentell-improvisatorische Spiel auf der Conga eröffnet ein breites Spektrum an klanglichen und rhythmischen Möglichkeiten. Kinder und Jugendliche finden innerhalb kurzer Zeit heraus, daß die unterschiedliche Intensität des Trommelns sich sofort in der Lautstärke des Trommelklanges nieder-schlägt. Angeregt durch das Spiel der anderen Gruppenteilnehmer setzt ein Prozeß ein, in dem experimentell die verschiedenen Differenzierungen zwischen den Extremen hoher und niedriger Lautstärke erfahren werden. Dieser Vorgang des Erkundens kann bei den Kindern und Jugendlichen auch im Umgang mit Differenzierungen im Bereich der Spielgeschwindigkeit beobachtet werden.

Hinzu kommt das Erproben verschiedener Klänge und Geräusche durch die Veränderung der Handhaltung und Handspannung beim Spielen der Conga. Bald wird entdeckt, daß es viele Möglichkeiten des Anspielens der Trommel gibt: das Fell kann z.B. gestreichelt oder gekratzt werden, es kann mit der Faust geschlagen werden, mit der flachen Hand, mit der hohlen Hand oder auch nur mit einem Finger. Ohne spieltechnische Vorkenntnisse lassen sich Klänge hervorbringen, die sich durch ihre dumpfen, hellen, stumpfen, klaren, aggressiven, schlaffen Charaktere deutlich voneinander unterscheiden.

Phasen des Ausprobierens fließen immer wieder in die Improvisationen mit ein. Sie bewirken bei Kindern und Jugendlichen einen hohen Grad von Interesse am Formen musikalischer Gestalten. Der kreative Ausdruck wird gefördert, wobei die Gruppe eine wesentliche Stützfunktion übernimmt.

Die Rolle der Gruppe kommt nicht zuletzt dort zur Geltung, wo durch das gemeinsame Trommeln ein Stimulus geschaffen wird, ausdauernder zu spielen. Kinder und Jugendliche, die dazu neigen, einen Kontakt schnell wieder abzubrechen, werden durch die Dynamik der Conga-Improvisationen angeregt, länger in der musikalischen Verbindung mit anderen zu bleiben.

Die durch den Vorgang des Trommelns vorprogrammierte rhythmische Gestaltung zeitlicher Dimensionen verleiht der Improvisation auf Congas ihren typischen Charakter. Der Rhythmus ist das treibende Element in ihr; er ist spontaner Ausdruck von Impulsen und er läßt verschüttete Impulse zu. Die in der Improvisation sich frei entwickelnden, sich kreuzenden und ineinander fließenden Rhythmen bilden das Grundraster, in dem lebendiger Ausdruck und Kommunikation stattfinden können.

Die leichte, spielerische Zugänglichkeit der Conga macht es möglich, daß auch solche Gefühle spontan und musikalisch deutlich artikuliert werden, die sonst im Inneren festgehalten werden oder in diffuser Form und als Chaos nach Außen gelangen. Zu ihnen zählen jene Gefühle, die u.a. den Ausgangspunkt bilden für verletzende und zerstörerische Handlungsweisen: Ärger, Wut, Zorn und Haß. Das Spiel auf der Conga gibt den Weg frei, diese Gefühle herauszuschlagen. Die Wut eines Kindes bekommt einen Ton, sie beginnt zu schwingen. Als eine klare musikalische Gestalt kann sie den anderen mitgeteilt werden.

Ist die der Wut zugrundeliegende Energie bis dahin in der Form destruktiven Handelns an die Oberfläche getreten, so wird sie nun als ein konstruktives, kreatives Element erscheinen. Dabei wird ihre Kraft nicht reduziert. Im Gegenteil: die Conga fordert dazu heraus, das Extrem des lauten, z.T. gewalttätigen Schlagens auszuprobieren. Auch wenn es in der Gruppe zu einer Reaktion des Unwillens und des Widerstandes kommt, kann diese sofort wieder in Klang und Bewegung umgesetzt werden. Dem für destruktives Handeln typischen Element der Starrheit wird im Spiel auf der Conga ein fließender, Veränderung bewirkender Faktor entgegengesetzt.

Transfer

Lautstärke und Geschwindigkeit des Trommelspiels lassen sich deutlich an den Bewegungen von Armen und Händen ablesen. Dieses führt dazu, daß beim gemeinsamen Spiel auf Congas die Kommunikation zu einem nicht unerheblichen Teil auch auf der visuellen Ebene stattfindet. Die Bewegung macht aufmerksam auf Klang und Rhythmus - und umgekehrt. Dieser Vorgang wird als Einheit wahrgenommen und - je nach Situation - durch andere Spieler trommelnderweise spontan beantwortet, gespiegelt, ignoriert oder verstärkt. Die Reaktion und Wahrnehmung wird zusätzlich dadurch unterstützt, daß es Kindern und Jugendlichen erfahrungsgemäß nicht schwer fällt, beim Trommeln die anderen Spieler anzuschauen und Blickkontakt aufzunehmen.

Dieser Transfer-Effekt (Trommeln ist Bewegung - Trommeln bewegt; Klänge und Rhythmen werden sichtbar - Sichtbares wird gehört) kann auch in einer gedehnteren, räumlich erweiterten Dimension wirksam werden. Dann nämlich, wenn sich das Trommeln und das Sich-im-Raum-bewegen einer oder mehrerer

Personen aufeinander beziehen. Durch den Transfer des Trommelns in die ganzkörperliche Bewegung im Raum - und umgekehrt - besteht die Möglichkeit, kommunikative Prozesse noch klarer zu strukturieren. Bei Kindern und Jugendlichen z.B., die in ihrer Kontakt- und Wahrnehmungsfähigkeit starke Defizite und Störungen haben, kann dieser Transfer eine wichtige Orientierungshilfe bedeuten.

Trommeln ist Bewegung

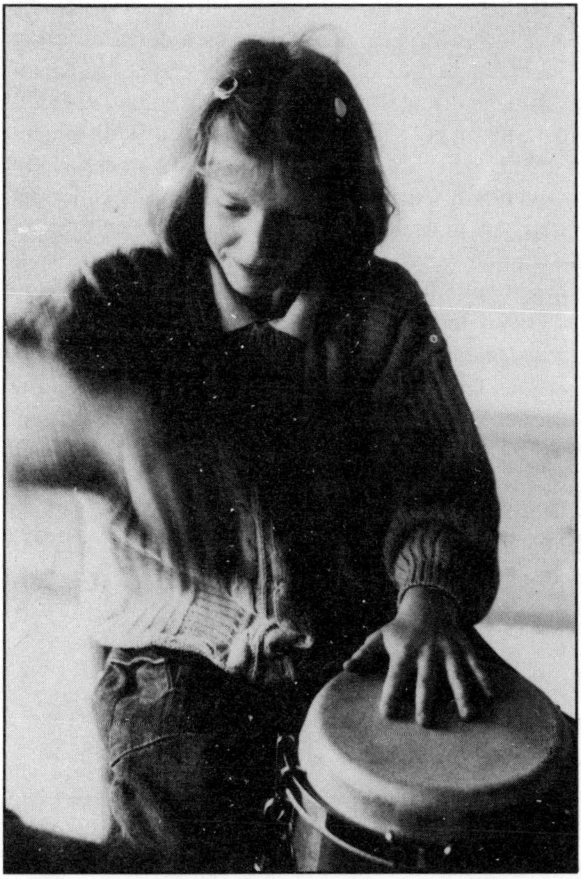

Auch die Einbeziehung der Stimme in die Improvisation auf Congas erweitert das Spektrum der Möglichkeiten, die vom Trommeln ausgehenden Impulse unmittelbar auf ein anderes Medium zu übertragen. In Improvisationen auf Congas geschieht es häufig, daß freiwerdende Spannungen nicht nur durch das Trommeln hörbar und sichtbar werden, sondern zusätzlich im Ausdruck der Stimme nach Außen gelangen - z.B. durch Lachen, Schreien oder Singen.

Dieses ist ein Hinweis dafür, daß das musikalische Handeln ein Prozeß ist, in dem sich der Mensch in seiner Ganzheit ausdrückt. Ist es jedoch für das Kleinkind noch normal, Bewegungen mit Stimme zu begleiten, so treten bei Kindern und Jugendlichen mit zunehmendem Alter diesbezüglich immer stärkere Hemmungen auf. Unterstützt wird diese Entwicklung dadurch, daß in dem Maß, wie das gesprochene Wort an Bedeutung gewinnt, der experimentell-spielerische Umgang mit der Stimme abnimmt.

Durch den Prozeß des Trommelns wird für aufgestaute Impulse über die Stimme ein Weg nach Außen frei. Das Trommeln lockert den Körper, und der Klang verleiht Schutz. Gleichzeitig setzt ein Rückkoppelungsprozeß ein: die Art des Trommelns verändert sich parallel zur Beteiligung der Stimme am musikalischen Ausdruck. Das Spiel der Conga bekommt in der Regel einen entspannteren Charakter, gewinnt an Prägnanz und wird für die Gruppe mitteilsamer.

Umgang mit Grenzen

Durch das Spiel auf Congas werden Kinder und Jugendliche mit den Grenzbereichen ihres Handelns und ihrer Wahrnehmung konfrontiert. In dem Experimentierfeld der musikalischen Improvisation können sie neue Möglichkeiten der Ausdehnung, Einschränkung und Veränderung ihres Tuns ausprobieren.

Das gemeinsame Trommeln führt auf spielerische Weise an Extreme heran. Extreme verdeutlichen den Ausdruck, verleihen einer Gestalt Kraft und Klarheit.

In der Gruppen-Improvisation auf Congas wird das Pendeln zwischen dem Extrem des Kontaktes mit anderen und dem Rückzuges auf sich selbst erfahren. Der u.a durch das Prinzip der perkussiven Wiederholung geprägte Charakter des Trommelns begünstigt den Fluß dieses Prozesses. Einem Sich-öffnen im Handeln und Wahrnehmen folgt der Übergang zur Zentrierung auf sich selbst. Aus diesem regenerativen Stadium heraus entsteht eine neue Bereitschaft für weitere Kontakte.

Das Pendeln zwischen solchen Extremen findet in der musikalischen Gestaltung des Congas-Spiels seine Entsprechung. Auch ohne spieltechnische Vorkenntnisse ist es Kindern und Jugendlichen möglich, beim Trommeln in den Grenzbereichen der Lautstärke und des Tempos sich auszudrücken und mitzuteilen. Da z.B. die Extreme des lauten und schnellen Trommelns immer auch mit intensiven Körperbewegungen verbunden sind, werden Prozesse der Wahrnehmung eigenen und fremden Handelns noch deutlicher.

Eine weitere Steigerung erfährt der musikalische Ausdruck durch die Hinzunahme der Stimme. Hier werden Grenzbereiche angespielt, die u.U. den Zugang zu blockierten Emotionen erst ermöglichen. Wie das Trommeln, so kann auch der Weg der Stimme schrittweise gegangen werden. Beide Extreme - und alle Zwischenbereiche - sind möglich: das eher oberflächliche und unverbindliche Gestalten der Stimme bis hin zum klar artikulierten Ausdruck einer tiefliegenden Emotion.

Spielkonzepte

Den in diesem Kapitel aufgeführten Spielkonzepten ist gemeinsam der Prozeß ihrer Entstehung: im Rahmen der Musiktherapie bei Kindern und Jugendlichen haben sich aus freien, unstrukturierten Gruppenimprovisationen auf Congas typische Spielmuster herauskristallisiert. Auf dieser Grundlage konnte im Laufe der Zeit ein festes Repertoire von Spielkonzepten entwickelt werden. Sie zeichnen sie durch eine leicht verständliche Regelstruktur sowie durch spezifische therapeutische Intentionen aus.

Die Auswahl der hier vorgestellten Spielkonzepte erfaßt als Gesamtheit das Spektrum der in der freien Gruppenimprovisation auf Congas angelegten therapeutischen Ansätze. Die vom Spiel auf Congas ausgehenden Wirkungen der Zentrierung (Herstellen von Aufmerksamkeit und Interesse), der Aktivierung (Förderung der Beweglichkeit und des Ausdrucks), der Sensibilisierung (Förderung der Wahrnehmung) und des Ausgleichs (Ausdruck von Spannungen, Umgang mit Extremen) bilden die jeweiligen Schwerpunkte.

Die Spielkonzepte sind in ihrer internen Struktur sowie in der Art, wie sie sich von den anderen abheben bzw. sich ergänzen, nach dem Prinzip des Kontrastes ausgerichtet. Durch die Mittel der Übertreibung, Umkehrung und Reduzierung können unterschiedliche Formen des Ausdrucks und der Interaktion prägnanter hervortreten und werden somit der therapeutischen Arbeit zugänglich gemacht.

Der Impuls zur Durchführung dieser Spiele kommt entweder vom Musiktherapeuten oder aus der Gruppe. Ein wichtiger Gesichtspunkt für die Arbeit mit ihnen besteht darin, daß die Gruppe mittels eines im Laufe der Zeit gebildeten Spiel-Repertoires die Gestaltung einer Therapiestunde zu einem wesentlichen Teil selbst

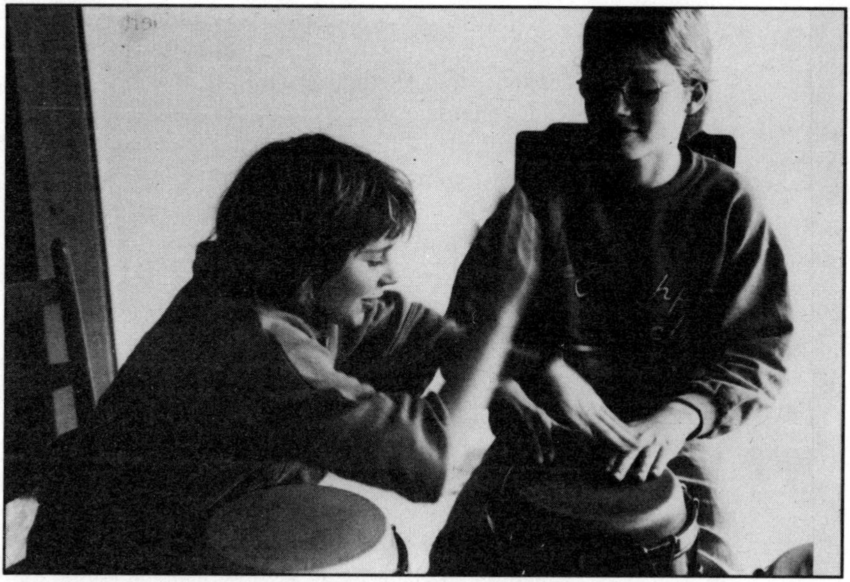

»Trommelbühne"

bestimmt. Dieses fördert den Grad an Intensität und Authentizität im therapeutischen Prozeß.

Die Art der Spiele, die von Kindern und Jugendlichen gewünscht werden, gibt wichtige diagnostische Aufschlüsse über die momentane Befindlichkeit der Einzelnen sowie über die allgemeine Gruppenstimmung.

Gleichzeitig kann der Musiktherapeut solche Spielkonzepte einbringen, mit denen die therapeutische Arbeit in eine bestimmte Richtung gelenkt wird. Gesichtspunkte der Erlebnisaktivierung, der Konfliktzentrierung und des Übens spielen hierbei eine Rolle.

Die für das jeweilige Spielkonzept geltenden Regeln werden entweder vor Spielbeginn mit der Gruppe besprochen, oder sie ergeben sich aus einer Improvisation heraus.

Der Umgang mit den Regeln - die Beobachtung, wie sie von den Kindern und Jugendlichen im Verlauf des Spielprozesses eingehalten, verändert oder ignoriert werden - liefert weitere wertvolle Hinweise für Diagnose und Therapieansatz.

Eine Gruppe, deren Größe bei drei bis fünf Personen liegt, bietet - aus Gründen der Überschaubarkeit - die günstigsten Voraussetzungen für den Ablauf der Spiele. Da in ihnen darüberhinaus das Prinzip des Rollenwechsels durchgängig angewandt werden soll, könnte ein Spielprozeß bei einer höheren Teilnehmerzahl aufgrund der längeren Dauer seines Verlaufs wesentlich an Spannung verlieren.

Trommel-Bühne

Die Gruppenteilnehmer sitzen im Kreis vor je einer Conga. Die Instrumente sind so dicht zusammengestellt, daß ihre Oberflächen einen geschlossenen Ring bilden. Der Verlauf der Improvisation wird durch keine Regel vorbestimmt.

Die "Trommel-Bühne" ist aufgrund ihrer offenen, sich an der freien Improvisation orientierenden Struktur ein bewährter Einstieg und Ausgangspunkt für die Arbeit mit Congas.

Durch die enge, kreisförmige Aufstellung der Trommeln wird eine Situation geschaffen, die die Aktivitäten der Kinder und Jugendlichen in besonderem Maße anregt und beeinflußt: trommelnderweise werden Nähe und Distanz zur Gruppe zum Ausdruck gebracht. Die Aufmerksamkeit ist auf die Trommelfelle gerichtet; sie stellen die Bühne dar, auf der die Hände als Akteure den Prozeß des Austaxierens von Kontakt und Rückzug gestalten. Beide Extreme sind möglich: die Zentrierung auf die eigene Trommel u n d das Spiel auf dem Fell aller anderen. Das "Ich" wird zum "Wir" der Gruppe in Beziehung gesetzt und kann neu gestaltet und erfahren werden.

In diesem Bereich ereignen sich Interaktionen verschiedenster Art. Ihrem musikalischen Ausdruck sind keinerlei Grenzen gesetzt - es gibt keine "richtigen" und "falschen" Töne, keinen für alle verbindlichen Takt, keinen "richtigen" und "falschen" Rhythmus.

Alles, was auf der Trommel-Bühne stattfindet, wird zugelassen. Auch für die Kontakte der Hände gibt es keine Regeln: alle Dimensionen vom sanften Berühren bis zum Schlagen sind möglich und können erprobt werden. Übergriffe sind erlaubt, wie z.B. in der Spielvariante "Geh weg von meiner Trommel!":

Ein Spieler wird von den anderen dauernd gestört - sie schlagen auf seine Trommelfläche, sie mischen sich bei ihm ein. Aufgabe dieses Spielers ist es, sich mit dem Satz "Geh weg von meiner Trommel!" (oder

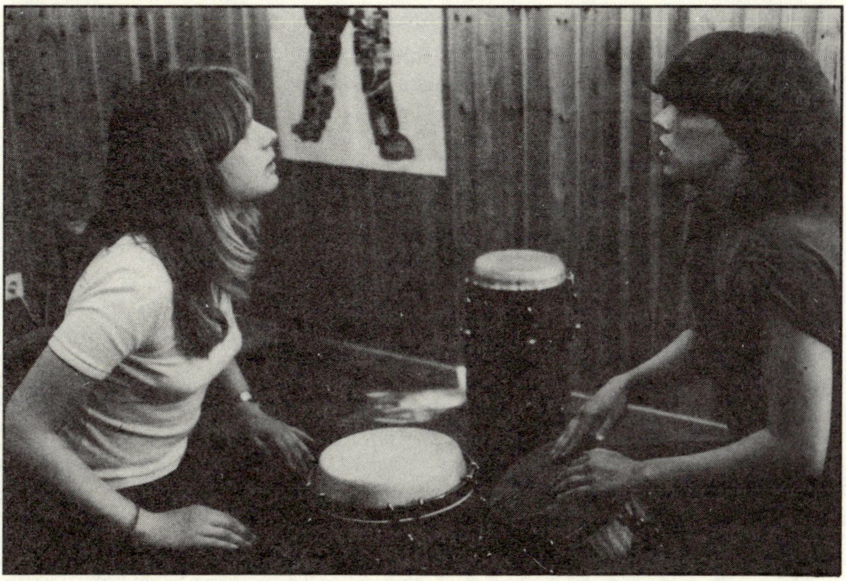

„Trommelbühne“

ähnlichem) zu verteidigen. Zusätzlich darf er - im Bereich seiner Trommel - zur Abwehr die Hände benutzen.

Die in dem Spielkonzept der "Trommel-Bühne" eingeleiteten Prozesse bewirken bei Kindern und Jugendlichen neben der allgemeinen Aktivierung und dem wachsenden Interesse am Trommeln einen Abbau der Angst, "nicht musikalisch genug" zu sein, zu versagen, sich vor der Gruppe zu blamieren. Es wächst das Vertrauen in die Fähigkeit, auf Musikinstrumenten zusammen mit anderen spielen zu können.

Die Dauer dieses Spiels richtet sich nach der Intensität des Engagements der einzelnen Gruppenteilnehmer. Es kommt vor, daß schon nach einer halben Minute die Improvisation in ein neues Spielkonzept übergeleitet wird. Es ist - im anderen Extrem - auch möglich, daß die "Trommel-Bühne" zum zentralen Spiel einer oder mehrerer Therapiestunden wird.

Für den Musiktherapeuten gibt die Art, wie die Kinder und Jugendlichen einer Gruppe beim Trommeln agieren und reagieren, Aufschlüsse über Störungen und Fähigkeiten in den Bereichen des Ausdrucks, der Kommunikation und der Wahrnehmung.

Stop-Trommeln

Ein Gruppenteilnehmer unterbricht den Prozeß einer freien Improvisation, indem er unvermittelt die Arme hebt und "Stop" ruft. Die Gruppe reagiert sofort. Danach wird weitergetrommelt. Eine andere Person gibt das nächste Stop-Zeichen.

Eine einfache Bewegung bewirkt, daß der Fluß der Improvisation abrupt unterbrochen wird und für einen Moment alles stillsteht. Aus diesem Phänomen, das beim freien Trommeln in der Gruppe immer wieder

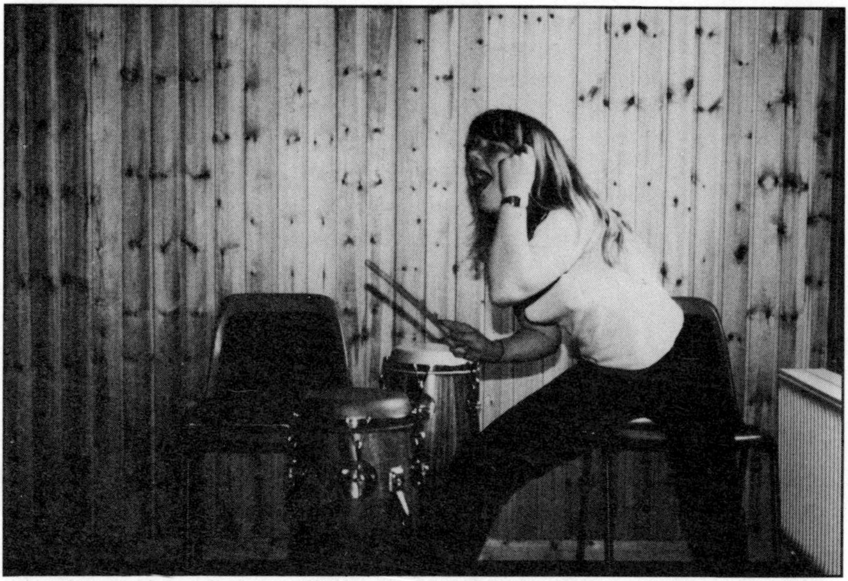

„Stop-Trommeln“

beobachtet werden kann, ist die Regel für dieses Spielkonzept entstanden.

Das "Stop-Trommeln" lebt vom Kontrast des Tuns und des Nicht-Tuns, der Bewegung und des Innehaltens, des Lärms und der Stille.

Welche therapeutischen Gesichtspunkte stehen im Hintergrund dieses Spielkonzeptes?

1. Die Aufmerksamkeit der einzelnen Gruppenmitglieder konzentriert sich auf die Person, die das Stop-Zeichen gibt. Damit setzt ein Prozeß ein, der Voraussetzungen für eine Förderung der Wahrnehmungsfähigkeit schafft. War z.B. ein Kind in der freien Improvisation (Trommel-Bühne) größtenteils mit seinem eigenen Spiel beschäftigt, so bekommt es nun den Impuls und die Motivation, sich mit seiner Aufmerksamkeit und seinem Interesse den einzelnen Gruppenmitgliedern hin zu öffnen.

2. Die Erfahrung, selbst im Mittelpunkt der Gruppe

zu stehen und das Stop-Signal zu geben, stärkt das Selbstvertrauen des Einzelnen und erleichtert ebenfalls die Kontaktaufnahme zur Gruppe.

3. Die Vermittlung des Stop-Signals verlangt einen klaren, eindeutigen Ausdruck. Der Ausruf "Stop" unterstützt die Bewegung der Arme in ihrer impulsiven Dynamik und trägt damit zur Verdeutlichung des Ausdrucks bei. Gleichzeitig stellt dieses eine relativ einfache Übung dar, beim Trommeln die Stimme miteinzubeziehen.

4. Durch das Anhalten der Aktion, durch die plötzliche Stille, entsteht ein Moment der Spannung. Wird diese ausgehalten, steigert sich die Lust am Weitertrommeln und damit auch die Aktivität.

Das "Stop-Trommeln" läßt sich problemlos aus der freien Improvisation der "Trommel-Bühne" entwickeln. Es kann die erste Begegnung mit einer Regel sein. Durch sie wird ein Strukturansatz geschaffen, der einer besseren Orientierung beim Spiel auf Congas dient und darüberhinaus die Spiel-Motivation fördert.

Imitations-Trommeln

Eine Person aus der Gruppe wird beim Trommeln in allem, was sie tut, imitiert.

In diesem Spielkonzept wird das dem "Stop-Trommeln" zugrundeliegende Prinzip der Nachahmung weitergeführt. Wieder steht jeweils ein Gruppenmitglied im Vordergrund. Seine Art zu trommeln, die Körperbewegungen, Veränderungen im Gesichtsausdruck, seine Stimme: alles soll von der Gruppe beobachtet und möglichst genau imitiert werden.

Der Sinn dieses Spiels liegt nicht darin, jemanden perfekt nachzuahmen. Es geht vielmehr darum, in der Gruppe miteinander Spaß zu haben, albern sein zu dürfen, lockerer zu werden und aus dieser Grundstimmung heraus ein Stück Sensibilität für sich und für andere zu entwickeln.

Eine unausgesprochene Regel des "Imitations-Trommelns" heißt: Ich d a r f alles machen, und ihr m ü s s t es mitmachen". Neben der indirekten Erlaubnis und Aufforderung zur spontanen, ungefilterten Aktion, wird hier - noch deutlicher als beim "Stop-Trommeln" - der Beziehungsaspekt wirksam. Eine Aktion hat fast immer einen oder mehrere Adressaten. Auch wenn die offizielle Regel darin besteht, nur nachzuahmen, werden die Aktivitäten der einzelnen Gruppenmitglieder - sofern sie sich angesprochen fühlen - eine Mischung sein aus Imitationen u n d Reaktionen. Diese wiederum beeinflussen die Handlungen der zu imitierenden Person. In diesem eigentümlichen, z.T. ambivalenten und sich der Regel widersetzenden interaktionellen Prozeß liegt der Reiz

„Imitations-Trommeln"

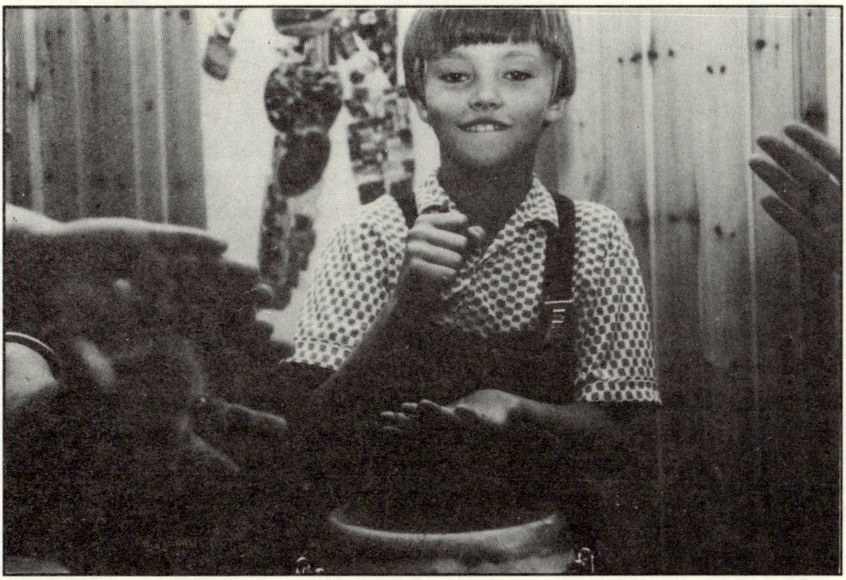

dieses Spielkonzeptes.

Seine Atmosphäre schafft Voraussetzungen, um folgendes zu üben:

- Durch die z.T. übertreibende und verzerrende Widerspiegelung ihres eigenen Handelns kommt die zu imitierende Person in Kontakt mit sich selbst. Sie wird von Moment zu Moment neu entscheiden, ob sie sich mit den Spiegelbildern identifiziert, sich von ihnen distanziert oder sie ignoriert. In jedem Fall findet ein Prozeß statt, der die Sensibilität für sich und für die Gruppe herausfordert und übt.

- Provoziert und geübt wird - wie beim "Stop-Trommeln" - auch die Prägnanz des zu imitierenden Ausdrucks. Als Reaktion auf das Nachahmen der Gruppe läßt sich bei Kindern und Jugendlichen häufig beobachten, daß sie ihre Aktionen unwillkürlich auf die Spitze treiben. Dieses kann - unter dem Gesichtspunkt der therapeutischen Arbeit mit Extremen - zu einer Verdeutlichung der nach Außen gelangenden Gestalt führen.

- Die Zentrierung der Wahrnehmung auf eine Person und der Versuch, deren Handlungsweisen zu imitieren, bewirkt bei den einzelnen Gruppenmitgliedern über die Kontaktaufnahme hinaus ein Üben des Wach-seins und der Sensibilität für andere Menschen.

- Folgende Einstellung ist den Imitatoren mehr oder weniger bewußt: "Das, was ich gerade tue, ist nicht meine Idee. Ich mache es nur nach." Die nachahmenden Gruppenteilnehmer fühlen sich also von der Verantwortung und das heißt auch: von den Konsequenzen ihres Handelns befreit. Das.Resultat ist, daß die Aktionen einen ungezwungeneren Ausdruck bekommen. Der Mut wächst, neue, ungewohnte Dinge auszuprobieren und verdrängte Gefühle zuzulassen.

- Wenn der Musiktherapeut an der Reihe ist, den zu imitierenden Part zu gestalten, stehen ihm die unterschiedlichsten Möglichkeiten zur Verfügung, das Spiel der Gruppe in eine bestimmte Richtung zu lenken. War der Spielverlauf bis dahin z.B. durch viel Unruhe und Lärm geprägt, so lassen sich nun mit einfachen Mitteln ruhigere und stillere Phasen einleiten. Im anderen Extrem kann durch sparsame Impulse ein Spiel, in dem sich Kinder und Jugendliche bis dahin ausgesprochen schüchtern und verhalten gezeigt haben, einen aktiveren, expressiveren Verlauf bekommen.

Aus diesem Zusammenhang ergeben sich u.a. folgende Spielvarianten:

- Nur das Trommeln wird imitiert (Konzentration auf das, was die Hände auf der Conga-Oberfläche machen).

- Das Trommeln wird von der Stimme begleitet (Singen, Sprechen, Rufen, Summen - alles ist möglich). Die Gruppenteilnehmer konzentrieren sich in erster Linie auf die Imitation der Stimme.

- Die Imitation der Mimik steht im Vordergrund.

- Der ganze Raum kann in das Spiel miteinbezogen werden.

Gegenteil-Trommeln

Die Gruppe spielt das Gegenteil von dem, was ein Gruppenmitglied, das nicht mitspielt, ansagt. Die Gegensatzpaare sind: laut - leise, schnell - langsam, spielen - nicht-spielen. Im weiteren Spielverlauf auch: lahm - aufgeregt, freundlich - wütend, fröhlich - traurig etc.. Die ansagende Person soll ausdrücklich darauf bestehen, daß die anderen ihren Anweisungen folgen.

War im "Imitations-Trommeln" die Freude am Nachahmen der provozierende und motivierende Faktor, so erfüllt im "Gegenteil-Trommeln" die Lust am Widerstand dieser Funktion. Es wird davon ausge-

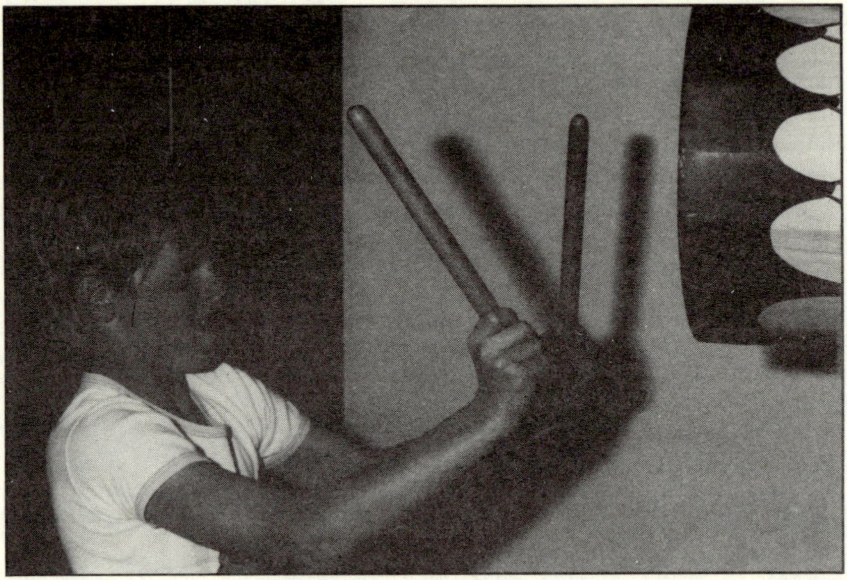

„Gegenteil-Trommeln"

gangen, daß auch das Prinzip der Umkehrung ein wichtiges Mittel ist, um Wahrnehmung, Ausdruck und Kommunikation zu üben.

Anders als beim "Imitations-Trommeln" wird in diesem Spielkonzept die Wahrnehmung in erster Linie auf das eigene Handeln gerichtet. Nachdem der Impuls durch das ansagende Gruppenmitglied gegeben wurde, ist erst einmal jeder damit beschäftigt, möglichst genau das Gegenteil zu machen. Durch den Vergleich von Ansage und eigenem Ausdruck entsteht ein Prozeß der Differenzierung: geübt wird nicht nur das wahrnehmende und handelnde Unterscheiden von laut und leise, schnell und langsam, spielen und nicht-spielen, sondern auch die Sensibilität für emotionale Qualitäten, die dahinter verborgen sein können.

Die Hinzunahme von Begriffspaaren aus dem Gefühlsbereich ist daher eine konsequente Weiterführung dieses Spielansatzes. Hier besteht z.B. die Möglichkeit, das Ausdrücken der unterschiedlichen Gefühle auf Congas erst einmal losgelöst von der Gegenteil-Regel spielerisch zu üben.

Eine unausgesprochene Regel des "Gegenteil-Trommelns" verlangt von den Gruppenteilnehmern, daß sie in ihrem Spiel "bei sich" sind, sich nicht von ihrem Vorsatz, immer das Gegenteil zu machen, ablenken lassen. Auch das ansagende Gruppenmitglied soll bei seinem "Ärger" über den "Ungehorsam" der anderen bleiben und ihm mit Stimme, Gestik und Mimik Ausdruck verleihen.

Eine aus dem Prinzip des "Gegenteil-Trommelns" hervorgehende Spielvariante ist das "JA-NEIN-Trommeln".

Zwei Personen sitzen sich mit ihren Trommeln gegenüber. Vor Beginn wird abgesprochen, wer die NEIN-Rolle übernimmt und wer die JA-Rolle spielt. Es wird - zumindest am Anfang - abwechselnd getrommelt und dabei "JA" bzw. "NEIN" (oder ähnliches) gerufen (geflüstert, geschrien). Das Ende ist offen.

Hier wird die musikalisch-szenische Aktion auf den Dialog zweier Spieler reduziert. Die anderen schauen zu.

Durch den Bedeutungsgehalt der Worte JA und NEIN wird eine besondere kommunikative und emotionale Ebene angerührt: die Erfahrungen, die mit dem Ausrufen und Anspielen dieser beiden Worte aktualisiert werden können, stehen meist in Verbindung mit dem Bedürfnis, sich durchzusetzen bzw. sich zu widersetzen. Hieran gekoppelt sind Gefühle wie: Stolz, Zorn, Beleidigt-sein, Frustriert-sein, Schadenfreude, Lust, Resignation etc..

Angestrebt wird in diesem Dialog-Spiel zweierlei: einmal soll geübt werden, sich in die jeweilige Rolle einzufühlen und sich die hiermit verbundenen unterschiedlichen Ausdrucksvarianten mit Stimme und Trommeln experimentell zu erspielen; zum anderen kann die mehr oder weniger starke Identifikation mit den beiden Rollen Auslöser und Thema sein für ein anschließendes Gespräch.

Bei einer Durchführung dieser Spielvariante sollte grundsätzlich davon ausgegangen werden, daß eine verbale Aufarbeitung des Verlaufs nach Beendigung jeder Spielphase stattfindet. Auch durch den Dialog ausgelöste Gefühle und Erinnerungen können Thema des Gesprächs werden.

Trommeln und Tanzen

Ein Gruppenmitglied tanzt, während die anderen dazu trommeln. Vorgegeben werden von ihm lediglich die Zeichen für den Anfang und Schluß des Tanzes. Sie bestehen aus einer bestimmten Bewegung bzw. Körperhaltung. Die Zeichen sollen sich voneinander unterscheiden und für die Gruppe deutlich erkennbar sein. (Sitzordnung: Halbkreis mit der Öffnung zur Raummitte)

In diesem Spielkonzept wird der Trommel-Kreis geöffnet. Der ganze Raum wird in das Spielgeschehen miteinbezogen und neue Dimensionen der Wahrnehmung, des Ausdrucks und der Kommunikation erschließen sich. Die Aufmerksamkeit der Gruppenmitglieder ist auf eine Person gerichtet, die sich frei im Raum bewegt. Ihre tänzerischen Impulse übertragen sich unmittelbar auf das Trommeln. Das Trommeln wiederum unterstützt und verstärkt die Bewegung.

Hier wird "Tanzen" im weitesten Sinne verstanden. Gemeint sind nicht jene genormten Bewegungen, an denen sich ein bestimmter Stil erkennen läßt. Gemeint ist vielmehr die Freude am Bewegungs-Experiment mit dem Raum, mit dem eigenen Körper, mit der Gruppe.

Die Zeichen für Anfang und Schluß geben dem Tanz einen Rahmen. Sie dienen zur Orientierung für Tänzer und Trommler, verhindern das Ausufern einer Spielphase. Schon beim Erfinden der Zeichen wird ein Kontakt zwischen beiden Seiten hergestellt - es geht schließlich darum, ein Signal zu entwickeln, das wiederholbar ist und von allen verstanden wird.

Als Kontrast dazu verläuft alles, was zwischen dem Beginn und Ende des Tanzes stattfindet, ohne vorherige Absprache.

Für die Ausgestaltung dieses Rahmens bieten sich u.a. folgende Spielvarianten an:

Ein Gruppenmitglied wählt sich eine weitere Person aus, die mittanzt. Sie teilen sich das Erfinden des Anfangs- und Schlußzeichens auf.

„Trommeln und Tanz“

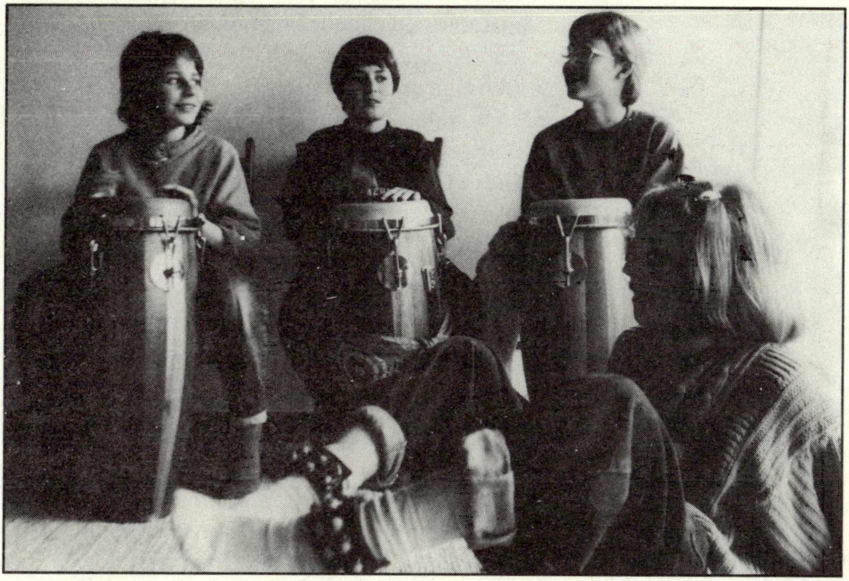

Kinder und Jugendliche, denen der Einstieg in den Tanzpart schwerfällt, bekommen mit dieser Spielversion eine Hilfe, ihre Hemmungen zu überwinden.

Eine weitere Erleichterung für den Einstieg sind Fußschellen. Sie fordern auf, ausprobiert zu werden; ihr Klang stimuliert die Bewegungsfreude. Hieraus ergibt sich oft von selbst folgende Spielvariante:

Es wird so getrommelt, wie die Füße der tanzenden Person sich bewegen.

Durch diese zusätzliche Regel wird die Art, wie Tänzer und Trommler aufeinander reagieren, festgelegt. Obwohl die für den Spielprozeß maßgeblichen Impulse nun von der tanzenden Person ausgehen, haben die Trommler immer noch genügend Möglichkeiten, ihrerseits die Dynamik des Tanzes zu beeinflussen.

Die therapeutischen Intentionen, die in dem Spielkonzept "Trommeln und Tanzen" wirksam werden, sind vielfältig:

- Die Konzentration der Trommler-Gruppe auf die sich im Raum bewegende Person steigert die Aufmerksamkeit und das Interesse an diesem Spiel.

- Aktivität und Beweglichkeit des Trommel-Spiels werden von der Dynamik der im Raum ausgeführten Bewegungen angeregt.

- Die tanzende Person bekommt Bestätigung durch die Resonanz der Trommler-Gruppe. Sie wird ermutigt, ihre Bewegungen noch deutlicher und expressiver zu gestalten. Ihre Phantasie wird angeregt, neue Ideen werden spontan umgesetzt.

- Im Zusammenspiel zwischen Tänzer und Trommlern kann das Differenzieren von schnell und langsam sowie laut und leise geübt werden. Dieses ist gleichzeitig eine Übung der Sensibilität für das Wahrnehmen und Handeln im kommunikativen Prozeß.

- Die Verbindung von Trommeln und Tanzen bedeutet auch: das Erfahren von Grenzen und das Lernen, mit ihnen umzugehen. Dieses ist die Arbeit an den Extremen der physischen und psychischen Belastbarkeit, der Ausdauer, der Konzentration, des musikalischen Ausdrucks und der Bewegung.

Trommeln und Kämpfen

Zwei Gruppenmitglieder kämpfen miteinander. Sie werden von den anderen auf den Congas begleitet. Vor Beginn werden "Regeln für faires Kämpfen" abgesprochen. Weiterhin wird festgelegt, wer für wen trommelt. Anfang und Ende eines Kampfes wird von den Trommlern bestimmt.

Das Trommeln und ein körperlich ausgetragener Kampf haben u.a. folgendes gemeinsam:

- in beidem wird Energie nach außen geführt, es entsteht Kontakt von Körper zu Körper und von Haut zu Haut;
- sowohl beim Trommeln als auch beim Kämpfen wird "geschlagen";
- der das Trommeln kennzeichnende Vorgang des Schlagens ist auch ein typisches Mittel der kämpferischen Auseinandersetzung;
- beim Kämpfen als auch beim Trommeln liegen, Lust und Schmerz, Spaß und Wut dicht beisammen.

Die Idee, aus der Kombination von Trommeln und Kämpfen dieses Spielkonzept zu entwickeln, geht zurück auf eine Notwendigkeit: die körperliche Auseinandersetzung ist im allgemeinen bei Kindern und Jugendlichen eine gewöhnliche Form, Kontakte herzustellen bzw. abzuwehren. Auch in der Therapie - und besonders dann, wenn bei Kindern und Jugendlichen mit Bewegungselementen gearbeitet wird - treten diese Handlungsformen auf und müssen berücksichtigt werden.

Schon in der freien Conga-Improvisation (vgl. "Trommel-Bühne") werden durch die Schlagbewegungen kämpferische Impulse ausgetauscht. Noch deutlicher artikuliert sich dieses Bedürfnis dann, wenn die Möglichkeit zur freien Bewegung im Raum genutzt wird: schnell sind zwei Gruppenteilnehmer in einem Kampf verwickelt. Aufgabe des Therapeuten ist es nun, den Rahmen so zu gestalten, daß die destruktiven Elemente der kämpferischen Auseinandersetzung zu Bausteinen konstruktiver Kontakte umgewandelt werden können.

Die schon erwähnten Gemeinsamkeiten vom Trommeln und Kämpfen begünstigen einen solchen Prozeß. Dadurch, daß zum Kampf getrommelt wird, verteilen sich die nach außen geführten Energien auf mehrere Personen. Die von den Congas zurückgegebenen Impulse und Klänge bewirken, daß bei den Kämpfenden der Energiefluß nicht unterbrochen wird. Sie verhindern damit das Auftauchen starrer Elemente, die schnell zur Destruktion führen können. Die freiwerdenden Kräfte verlieren ihre Kontakt-verhindernde Wirkung und werden mitteilsam. Eine Atmosphäre entsteht, in der ein konstruktiver Austausch von Aggressionen spielerisch und lustvoll erfahren wird.

Drei wichtige Strukturelemente unterstützen diesen Prozeß:

1. Vor dem eigentlichen Beginn des Kampfes findet das Ritual der Regel-Absprache statt. Es verhindert, daß sich zwei Personen kopflos in einen Kampf stürzen und sich u.U. dabei Verletzungen zuziehen. Es bewirkt einen Augenblick der Ruhe, des Nachdenkens und der Besinnung. In diesem Ritual muß von beiden Personen eine Einigung erzielt werden. Hierdurch werden bestimmte therapeutische Intentionen wirksam: im gegenseitigen Austausch über die Art des Kämpfens, über die empfindlichen Stellen des Körpers, über die Befürchtungen und die Angst vor Schmer-

zen und Verletzungen entsteht Kontakt. Die Sensibilität der anderen Person gegenüber wird gefördert, aus dem Kampf-Gegner wird ein Kampf-Partner.

2. Zur Vorbereitung des Kampfes gehört ferner, daß beide Gruppenmitglieder sich die Trommler aussuchen, von denen sie begleitet und angefeuert werden möchten. Durch diesen Vorgang lösen sich beide Personen schon vor Beginn des Kampfes aus der Fixierung aufeinander und öffnen sich zur Gruppe hin. Von dem Augenblick an ist der Kampf nicht mehr ihre Privatangelegenheit.

3. Der Kontakt zu den anderen ist insofern auch wichtig, als daß der Impuls für den Anfang und Schluß eines Tanzes von den Trommlern ausgeht. Diese ebenfalls vorher abgesprochene und nach bestimmten Kriterien festgelegte Regel bewirkt, daß die gesamte Gruppe an dem Verlauf und Ausgang eines Kampfes beteiligt ist. Das Interesse und Engagement der Trommler sowie ihre Motivation zur genauen Wahrnehmung wird hierdurch gefördert. Verstärkt wird dieses im hohen Maße durch die Konzentration der einzelnen Trommler auf "ihre" Kämpfer. Sie identifizieren sich mit ihnen und trommeln ihnen Mut und Kraft zu.

Beispiele aus der Praxis

Kriterium für die Auswahl dieser Fallstudien war der Stellenwert, den das Spiel auf Congas innerhalb der Therapie einnahm. Im Vordergrund der Darstellung steht daher nicht der Therapieverlauf in allen seinen Einzelheiten. Es sollen vielmehr die zentralen Stellen sichtbar gemacht werden, an denen die therapeutische Arbeit mit Congas zur Wirkung kommt.

Jens

Probleme auf der sprachlichen Ebene veranlaßten Jens' Eltern, sich an ein sozialpädiatrisches Zentrum zu wenden. Zu diesem Zeitpunkt war der für sein Alter schon recht große und kräftige Junge vier Jahre und acht Monate alt. Auffällig war, daß Jens gehemmt und in unvollständigen Sätzen sprach, dabei grimmassierte und dazu neigte, sich verlegen und eher albern und kleinkindhaft zu äußern.

Einen Grund für die Schwierigkeiten bei Jens führten die Eltern darauf zurück, daß er ein Zwillingskind ist. Jens' Zwillingsbruder, so berichteten die Eltern, ist zwar der kleinere und körperlich schwächere. An Intelligenz sei er ihm jedoch überlegen. Dieses zeige sich auch in der sprachlichen Gewandtheit. Jens versuche, seine Schwächen durch körperliche Kraft zu kompensieren, was zu ständigen Konflikten zwischen den beiden Brüdern führen würde. Auch im Umgang mit anderen Kindern kam es bei Jens häufig zu Streitereien.

Bei der entwicklungsdiagnostischen Untersuchung wurden bei Jens vor allem Störungen und Verzögerungen in der sprachlichen Entwicklung festgestellt. Sie wurden begleitet von einem Verhalten, das Jens als einen gehemmten, unsicheren und initiativlosen Jungen erscheinen ließ.

Da die Symptomatik in erster Linie im sprachlichen Bereich angesiedelt war, wurden mit Jens einmal wöchentlich Sprachtherapiesitzungen durchgeführt. Diese bewirkten jedoch auch nach mehrerer Wochen keine Änderung der sprachlichen Probleme. Im Gegenteil - die in bestimmten Situationen schon ansatzweise vorhandene Verweigerung zu sprechen, kam bei Jens immer häufiger vor. Sein gehemmtes und gleichzeitig aggressives Verhalten anderen gegenüber trat deutlicher in den Vordergrund.

Die vorrangige therapeutische Aufgabe bestand deshalb darin, für Jens Möglichkeiten zu schaffen, seinen Gefühlen einen besseren Ausdruck gegen zu können. Jens sollte positive Erfahrungen im Umgang mit anderen Kindern machen und dadurch mehr persönliche Stabilität bekommen.

Diese Überlegungen führten dazu, daß die Sprachtherapie, die zu dem damaligen Zeitpunkt eine Überforderung für Jens bedeutete, beendet wurde. Von der daraufhin für Jens vorgeschlagenen ambulanten Musiktherapie erhofften wir uns - neben den schon angesprochenen Punkten - u.a. eine emotionale Entlastung.

Das musiktherapeutische Angebot sollte für Jens etwas darstellen, das "nur für ihn" gemacht wurde. Deshalb entschieden wir uns für einen Mini-Gruppe mit der Zusammensetzung: Mutter - Kind - Therapeut.

Die aktive Teilnahme der Mutter/des Vaters ermöglicht es, die Kluft, die zwischen Therapie und

Familienalltag besteht, zu überbrücken. Diese Kombination erschließt viele Möglichkeiten des Voneinander- und Miteinander-Lernens.

Da der Therapeut die Rolle des Leiters einnimmt, bedeutet die Teilnahme der Mutter/des Vaters für die Dauer der Therapiestunde eine Entlastung von den alltäglichen erzieherischen Pflichten. Dieses kann u.a. bewirken, daß die Mutter/der Vater sich gelöster als sonst gibt; sie/er wird von dem Kind anders wahrgenommen, was sich wiederum positiv auf die Beziehung zum Kind auswirken kann.

Die Musiktherapie mit Jens umfaßte insgesamt neun Therapiestunden. Die folgende Darstellung des Therapieverlaufs konzentriert sich auf die Fragen: welche Impulse kamen von Jens? Welche Spielangebote wurden ihm gemacht? Was entstand daraus? Was bewirkte die Musiktherapie?

Um den Ablauf der neun Therapiestunden transparenter zu machen, soll er in drei Abschnitte eingeteilt werden.

Ansatzpunkte

Die ersten beiden Therapiestunden dienten der Orientierung und des Ausprobierens: Jens konnte sich mit dem Raum vertraut machen, mit den Dingen, die sich in ihm befanden (Instrumente, Stöcke, Tuch, Stühle), mit meiner Person, mit der zeitlichen Struktur unseres Zusammenseins. Meine Aufgabe bestand zunächst einmal darin, offen für die Impulse zu sein, die von Jens ausgingen.

Gleich zu Beginn der Therapiestunde nahm sich Jens die Handtrommel und bearbeitete sie energievoll mit einem Schlegel. Dieses Schlagen wurde auf einer anderen Ebene fortgesetzt: Jens forderte mich auf, mit ihm zu kämpfen. Er nahm sich einen Stock, gab auch mir einen und begann zu fechten.

Das Stock-Fechten wurde in der zweiten Therapiestunde wiederholt von Jens vorgeschlagen. Es war die Ebene der Bewegung und des Kampfes, auf der unsere ersten spielerischen Begegnungen stattfanden. Noch deutlicher wurde dieses, als die zweite Therapiestunde mit einem Angriff eröffnet wurde: Jens versuchte, mich zu treten, zu ziehen und von hinten umzuwerfen.

Ich entzog mich jedoch der weiteren körperlichen Auseinandersetzung und schlug vor, daß wir uns mit den Congas zu einem "Dreieck" zusammensetzten. Erstaunlicherweise ging Jens sofort auf den Vorschlag ein und es kam zu einem lebhaften Schlagaustausch - jetzt auf den Trommeln. Die freie Improvisation leitete ich über in ein Spiel, in dem jeweils eine Person imitiert werden mußte.

Nicht nur die Art und Weise, wie die Conga geschlagen wird, soll gespiegelt werden, sondern auch die Mimik, Körperhaltung und der stimmliche Ausdruck. ("Imitationstrommeln")

Bei diesem Spiel zeigte Jens sowohl Ausdauer als auch eine gute Wahrnehmungs- und Reaktionsfähigkeit.

Am Ende der zweiten Stunde kam von Jens eine neue Spielidee: das Gespenst (Jens unter dem Tuch) jagt die anderen (Mutter und ich). Auch dieser Impuls war charakterisiert durch die Elemente Bewegung und Kampf.

Folgende Beobachtung hierbei bestimmte die Planung der weiteren Therapiestunden wesentlich mit: Jens' sonst stockende und gehemmte Art zu sprechen kam von dem Augenblick an, wo er sich unter dem Tuch befand, zum Fließen. Ununterbrochen redete und lachte er. Eine Erklärung hierfür bestand darin, daß das Tuch für Jens eine Schutzfunktion hatte. Das Tuch hüllte ihn ein, verhinderte den direkten Blickkontakt und bewirkte eine zeitweilige Lösung der sprachlichen Blockierung.

Zusammenfassend ergaben sich aus den beiden ersten Therapiestunden folgende Ansatzpunkte für die kommende Arbeit:

- Bewegung und Kampf waren die Ebenen, auf denen Jens spontan einen Kontakt anbot;
- ein zwischengeschaltetes Medium erleichterte es, sprachliche Blockierungen zu lösen;
- Jens zeigte beim Trommeln Ausdauer und ein gutes Wahrnehmungs- und Reaktionsvermögen.

Arbeit an Spielkonzepten

Aufgabe für mich als Musiktherapeut war es, in den nun folgenden Therapiestunden Jens strukturelle Hilfen in Form von Spielkonzepten anzubieten. Sie sollten es ihm ermöglichen, sich mit seinen Gefühlen und Bedürfnissen besser mitteilen zu können.

Die Spielkonzepte, an denen von der dritten bis zur sechsten Therapiestunde gearbeitet wurde, sollen in drei Gruppen aufgeteilt und erläutert werden: Kampfspiele, Trommeln und Bewegung, Spiele auf Trommeln.

Kampfspiele

Aus dem chaotischen und teilweise gewaltsamen Angriffs-Ritual wurde ein Spiel gebildet. Wir einigten uns darauf, nicht von hinten anzugreifen und nicht zu treten. Anfangs hatte Jens, speziell beim Kämpfen mit seiner Mutter, noch große Schwierigkeiten, die Regeln einzuhalten.

Das von Jens initiierte Stock-Fechten wurde auf seinen Wunsch hin in den folgenden Stunden fortgeführt. Um den von Jens sehr heftig ausgeführten Schlägen einen Teil der Schärfe zu nehmen, schlug ich vor, jeden Schlag mit einer laut ausgestoßenen Silbe (ha, ho, he) zu begleiten. Die Folge war, daß Jens' Schlagbewegungen überlegter und zielgerichteter wurden. Das Ausstoßen der Laute gelang ihm nach anfänglichen Schwierigkeiten immer besser, er bekam Spaß daran.

Trommeln und Bewegung

Mit dem Spielkonzept "Trommeln und Kämpfen" versuchte ich in der dritten Therapiestunde eine Verbindung herzustellen zwischen der Bewegung (im Raum) und der Musik. Ein Gesichtspunkt bestand darin, die von Jens geäußerten Impulse (Bewegung, Kampf) auf eine andere Ebene (Musik) zu übertragen. Hierdurch sollten seine oft starren und stereotypen Verhaltensmuster eine Veränderung erfahren und mitteilsamer werden.

Dadurch, daß jeweils zwei Personen kämpfen und eine (oder mehrere P.) Person diesen Kampf auf der Trommel begleitet, kann die einseitige Fixierung auf den "Gegner" abgeschwächt werden. Die Idee des Kampfes bleibt erhalten, aber gleichzeitig lernen der Angreifer und der Angegriffene, sich nach außen hin zu öffnen: beide müssen auch auf die Trommel(n) hören, bekommen von ihr/ihnen Unterstützung, Anleitung oder auch Signale zur Beendigung eines Kampfes.

Mit diesem Spielkonzept war Jens zu diesem Zeitpunkt überfordert. Es gelang ihm auch bei der Wiederholung dieses Spiels in der vierten Therapiestunde nicht, sich wähend des Kämpfens auf die Signale der Trommel einzustellen.

Ganz anders war Jens' Reaktion auf meinen Vorschlag zu trommeln und zu tanzen. Dieses Spiel griff er spontan auf und genoß sowohl den Part des Tänzers als auch den des Trommlers.

Die Grundidee des Spielkonzeptes "Trommeln und

Tanzen" besteht darin, daß eine Person tanzt, während die anderen ihre Bewegungen auf den Trommeln begleiten. Alle Formen der Bewegung sind möglich. Verabredet wird lediglich ein deutlich erkennbares Zeichen für den Beginn und den Schluß eines Tanzes. Diese Zeichen werden vom Tänzer erfunden und vor Beginn des Tanzes den Trommlern mitgeteilt. Therapeutischer Leitgedanke: vor dem Hintergrund einer einfachen Struktur sollen Trommler und Tänzer lernen, aufeinander zu reagieren und in Kontakt zu bleiben.

In der sechsten Therapiestunde wurde das "Trommeln und Tanzen" wiederholt. Jens bestand darauf, daß seine Mutter vor ihm tanzte, erst danach wollte er an der Reihe sein. "Du sollst so tanzen, daß ich lachen muß" war seine zusätzliche Forderung. Jens' Mutter willigte ein, sie gab sich sichtbar Mühe, möglichst komisch und albern zu tanzen. Beim zweiten Anlauf gelang es ihr, Jens zum Lachen zu bringen.

Für Jens mußte diese Episode ein Schlüsselerlebnis gewesen sein. Ich hatte an ihm folgendes beobachten können: während seine Mutter tanzte, blickte Jens sie beim Trommeln mit einem offenen, entspannten Gesichtsausdruck an. Er konnte diesen Blickkontakt halten und schaute nicht, wie es sonst häufig der Fall war, an ihr vorbei.

In dieser Therapiestunde bemerkte ich bei Jens eine Veränderung, die in seinem ganzen Verhalten sichtbar wurde: er machte neue Spielvorschläge, sprach dabei fließend, hielt sich an die Regeln und war rücksichtsvoller im Umgang mit der Mutter und mit mir.

Trommel-Spiele

Im Verlauf der ersten sechs Therapiestunden ist mit zwei Spielen dieser Gruppe gearbeitet worden. Das in der zweiten Stunde zum ersten Mal durchgeführte "Imitations-Trommeln" wurde in der dritten und vierten Stunde auf Wunsch von Jens wiederholt.

Mit der Intention, die Stimme beim Trommeln intensiver miteinzubeziehen, brachte ich in der fünften Therapiestunde ein neues Spielkonzept ein: das "Geh weg von meiner Trommel"-Spiel.

Ein Spieler wird von den anderen dauernd gestört - sie schlagen auf seine Trommelfläche, sie mischen sich bei ihm ein. Aufgabe dieses Spielers ist es, sich mit dem Satz "Geh weg von meiner Trommel" (oder ähnlichem) zu verteidigen. Zusätzlich darf er natürlich auch - im Bereich seiner Trommel - zur Abwehr seine Hände benutzen. (siehe "Trommel-Bühne")

Dieses Spiel stellte für Jens eine Anforderung dar, mit der er in den ersten Therapiestunden überfordert gewesen wäre. Damals war eine kämpferische Auseinandersetzung - auch als Spiel - in einem so begrenzten Bereich wie dem der Trommelfläche noch nicht möglich. Jens hatte mittlerweile jedoch gelernt, kontrollierter und distanzierter mit seinen kämpferischen Impulsen umzugehen. Nicht Unterdrückung dieser Impulse war das Ziel, sondern die Fähigkeit, sie spielerisch, d.h. auf konstruktive Weise anderen mitzuteilen.

Jens machte das Spiel begeistert mit. Als er in der Rolle des Verteidigers war, zeigte er keine Probleme, sich verbal zu verteidigen: es geschah lautstark und ohne Hemmungen. Der einzige "Ausrutscher" gelang diesmal seiner Mutter: Jens hatte wohl etwas zu stark auf ihre Hände geschlagen (was die Regel erlaubte), jedenfalls bekam er plötzlich eine Ohrfeige von ihr verpaßt (was die Regel nicht erlaubte).

Neue Kommunikation

Im Mittelpunkt der folgenden drei Therapiestunden standen zwei Trommel-Spiele, die allein auf Jens' Initiative zurückgingen. Beide Spiele wurden ausschließlich mit Congas durchgeführt.

Das "Gespenst kommt". Das Gespenst war in den vergangenen Stunden immer wieder aufgetaucht. Es wollte ständig die anderen ärgern. Später (sechste Stunde) ließ es aber auch zu, daß man es behutsam durch den Raum führte. Nun geisterte es auf den Trommelfellen herum. Die anderen (Hände) mußten schlafen und sie wurden vom Gespenst erschreckt.

In diesem Spiel gab es vier dramatische Elemente:

1. die durch die anfängliche Stille (das Gespenst schleicht herum) erzeugte Spannung;
2. die Reaktion der Stimmen (Schreien u.a.), die das Erschrecken ausdrücken;
3. der gleichzeitige Trommelwirbel (Aufregung);
4. die anschließende Verfolgung des Gespenstes (Schlagen der Trommel, Handkontakte).

Alle vier Elemente waren vorher nicht verabredet worden. Sie ergaben sich aus dem Spiel, und jeder bemühte sich, keine zu überspringen. Auch mit der unausgesprochenen Regel, daß jeder einmal das Gespenst sein durfte, gab es keine Schwierigkeiten.

Mit gleicher Intensität und Ausdauer wurden in den beiden folgenden Therapiestunden die "Haways" traktiert, bestraft, gestreichelt, gelobt und gezüchtigt. Jens hatte die Idee mit den "Haways" aus dem Fernsehen. "Haways" sind unsichtbare Wesen. Plötzlich waren sie im Raum und störten uns beim Trommeln. Wir mußten sie natürlich ausschimpfen und sogar mit Schlägen bestrafen. Soweit Jens' Idee.

Im Verlauf des Spiels gestatteten wir es den "Haways" jedoch, mitzutrommeln. Wir stellten drei weitere Stühle an die Congas, damit die unsichtbaren Wesen auf ihnen Platz nehmen konnten. Jeder von uns bekam einen "Haway" zugeteilt. Wir forderten sie auf, mitzuspielen und keinen Unsinn zu machen.

Dies geschah natürlich pausenlos. Darin bestand jedoch der von allen akzeptierte Zweck des Spiels.

Erlaubt war, was sonst verboten und tabu war. Die "Haways" durften alles machen, sie allein trugen die Verantwortung dafür. Und umgekehrt: wir konnten uns den "Haways" gegenüber so benehmen, wie wir Lust und Laune hatten. Nur sie allein durften uns dafür zur Rechenschaft ziehen.

Jens' Redefluß war nicht zu bremsen, und mein "Haway" und das seiner Mutter hatten auch nicht viel zu lachen .

Die Entwicklung, die sich in den vorhergegangenen Therapiestunden bei Jens abzeichnete, konnte sich in dieser Phase stabilisieren:

- Jens war zunehmend besser in der Lage, seine kämpferischen Impulse zu steuern und sie spielerisch umzusetzen;

- Jens lernte, die Stimme und die Trommel zu benutzen, um Gefühle differenzierter auszudrücken;

- Jens entwickelte mehr Ausdauer und Sensibilität im Kontakt mit seiner Mutter und mit mir;

- Jens' Hemmungen zu sprechen nahmen deutlich ab.

Die Musiktherapie mit Jens wurde nach der neunten Therapiestunde beendet. Jens war im alltäglichen Umgang mit anderen Menschen wieder fähig, auch auf der sprachlichen Ebene Kontakt zuzulassen und Kontakt aufzunehmen. Die Häufigkeit der Konflikte, in die Jens im Kindergarten und zu Hause verstrickt war, hatte merklich nachgelassen. In der Beziehung zu seinem Zwillingsbruder war Jens gelassener und selbstbewußter geworden. Wir stellten fest, daß durch die Musiktherapie bei Jens ein Prozeß der emotionalen Stabilisierung in Gang gesetzt worden war, der sich nun auch ohne therapeutische Begleitung weiterentwickeln konnte.

Suse

Zum Zeitpunkt des Therapiebeginns war Suse vier Jahre alt. Sie hatte bereits eine außergewöhnlich schwierige Lebensphase hinter sich. Mit knapp einem Jahr kam Suse in die erste Pflegefamilie. Ihre leiblichen Eltern waren beide Alkoholiker, es gab häufig Streit mit tätlichen Auseinandersetzungen. Man wußte, daß Suse mitbekommen hatte, wie ihr Vater versuchte, die Mutter umzubringen. Als der Vater in das Gefängnis kam, wurde Suse aus der Familie herausgenommen.

Aber auch in der ersten Pflegefamilie blieb Suse nicht lange. Nach einem knappen Jahr wurde sie in eine neue (die jetzige) Familie aufgenommen, da ihre vorherigen Pflegeeltern sich trennten. Die damals fünfjährige Lisa wurde Suse's neue "Schwester".

Als Suse etwa dreieinhalb Jahre alt war, traten bei ihr bestimmte Verhaltensweisen verstärkt auf. Sie wurde immer distanzloser Kindern und Erwachsenen gegenüber und konnte dabei keine richtigen Bindungen eingehen. Suse wollte Aufmerksamkeit erzeugen um jeden Preis. Bei körperlichen Auseinandersetzungen riß sie anderen Kindern die Haare aus.

Die Beziehung zu ihrer Schwester Lisa verschlechterte sich rapide.

Obwohl die Pflegefamilie einen liebevollen und pädagogisch gut durchdachten Rahmen für Suse bot, war es nicht möglich, eine Eskalation der neu entstandenen Probleme aufzuhalten.

Vor diesem Hintergrund entwickelte sich die Überlegung, für Suse eine ambulante Musiktherapie anzubieten. Nicht nur die soeben aufgeführten Verhaltensprobleme sprachen für eine Indikation, sondern auch die Beobachtung der Pflegeeltern, daß Suse auf kreative Impulse sehr gut ansprach. Speziell für alles, was mit Musik und Bewegung zu tun hatte, war sie zu begeistern.

Aufgrund dieser Vorbedingungen erhofften wir uns, daß sich das gemeinsame Spielen mit Musik und Bewegung für Suse ausgleichend auswirkte, und ihr half, emotionale Stabilität zu entwickeln. Darüberhinaus sollten die kommunikativen Möglichkeiten, die eine Musiktherapie schaffen kann, genutzt werden, um die Beziehung zwischen Suse und Lisa zu verbessern.

Mit den Eltern wurde verabredet, daß Lisa grundsätzlich an jeder Therapiestunde teilnehmen sollte; dazu kam als drittes Familienmitglied entweder die Pflegemutter oder der Pflegevater.

Die Therapie erstreckte sich über einen Zeitraum von sechs Monaten und umfaßte achtzehn Sitzungen.

Strukturen annehmen

Nicht die unterschiedlichen Instrumente, die im Therapieraum zum Spielen bereit standen, forderten am Beginn der ersten Therapiestunde Suse und Lisa zu Aktionen heraus, sondern der Raum selbst. Unermüdlich liefen sie im Kreis herum, zogen sich schon nach wenigen Minuten Pullover und Hose aus ("Turnen") und waren mit Worten nicht mehr zu erreichen.

Die Pflegemutter (im folgenden: Mutter) und ich beobachteten die Kinder eine Weile, setzten uns dann an die Congas und begannen zu spielen. Hierbei orientierten wir uns - soweit es möglich war - an der Bewegungsdynamik der beiden Mädchen.

Nach etwa zehn Minuten wollten wir nicht mehr weiterspielen. Die Hände taten weh und wir hatten einfach auch keine Lust mehr. Wir brachen das Trommeln ab, was dazu führte, daß auch die Kinder für einen Moment in ihrer Bewegung innehielten.

Ohne Absprache entwickelte sich nun folgendes

Spiel: sobald die Trommeln wieder geschlagen wurden, begann der "Tanz" von neuem. Der letzte Trommelschlag war das Ende.

Diese Spielstruktur wurde auch in den folgenden drei Therapiestunden durchgehalten: zu Beginn jeder dieser Stunden bestanden die Kinder darauf, die Fußschellen umzubinden. Dieses Ritual leitete unweigerlich das "Trommeln und Tanzen" ein.

In den Bewegungsabläufen bei Suse wurden jene Symptome augenscheinlich, die auf die Grundproblematik des Kindes hinwiesen. Suse lief mit einem tranceähnlichen Gesichtsausdruck im Kreis durch den Raum. In bestimmten Abständen schüttelte sie dabei heftig den Kopf. Sobald sie in die Nähe Lisa's kam, versuchte sie, sie zu ziehen oder zu stoßen. Ähnlich dem unkontrollierten Im-Kreis-Laufen glich dieses Verhalten eher einem Reflex, als daß es geplant war.

Wenn es zu einem solchen Kontakt kam, endete er regelmäßig in einem Kampf. Der Tanz wurde unterbrochen und beide Mädchen weinten. Um eine Eskalation zu vermeiden, mußte ich in der Regel eingreifen. Der Tanz wurde fortgesetzt und in den Gesichtern der beiden Mädchen waren die Anzeichen des soeben ausgetragenen Konfliktes wie ausgelöscht.

Suse zeigte insgesamt eine starke motorische Unruhe. Sie konnte den Beginn eines Tanzes kaum abwarten. Erst in der dritten und vierten Stunde wurde ihre Aufmerksamkeit offener für die Anfangs- und Schlußzeichen der Trommeln.

In der fünften Therapiestunde schließlich verlief das Tanzen der Kinder ohne Zwischenfälle. Wir einigten uns darauf, daß ab nun der Impuls für den Anfang und das Ende eines Tanzes von den Kindern ausgehen sollte. In dreierlei Hinsicht geschah etwas Neues:

Erstens: Lisa begann plötzlich - auf der Stelle tanzend - komische, gekünstelte Bewegungen zu machen. Sie erinnerten entfernt an Figuren aus dem

Ballett. Suse sah es, hielt in ihrem stereotypen Im-Kreis-Laufen inne und begann, Lisa zu imitieren. (Die Mutter und ich hatten große Schwierigkeiten, unser Lachen zu unterdrücken.)

Zweitens: Suse tanzte alleine. Während sie durch den Raum lief, gab sie uns die Anweisung, schneller zu trommeln. Sie reagierte unmittelbar mit ihrem Lauftempo darauf.

Drittens: Beide Kinder tanzten. Suse versuchte intensiv, Lisa's "Ballett"-Stil zu übernehmen. Ihre Bewegungen wurden ruhiger und weicher. Um sie adäquater musikalisch begleiten zu können, spielte ich auf der Flöte weiter. Daraufhin bewegten sich Suse und Lisa mit einer solchen Intensität und Ausdauer, daß der Tanz aus Zeitgründen von m i r beendet werden mußte, und nicht, wie es die Regel vorsah, von den Kindern.

Die neue Regel, daß die Dauer der einzelnen Tanzphasen von den Kindern bestimmt wurde, konnte in der siebenten Therapiestunde erweitert werden: Aufgabe der Tänzerinnen war es, durch eine selbsterfundene Bewegung bzw. Körperhaltung den Trommlern das Zeichen für den Anfang bzw. Schluß des Tanzes zu geben.

Die intensive und konstruktive Beteiligung beider Kinder in dieser Stunde war das Resultat eines Prozesses, der schon in den vorhergegangenen Stunden eingesetzt hatte: das gemeinsame Tanzen und Trommeln bot eine Struktur an, in der sich alle am Spiel Beteiligten zurechtfinden konnten. Diese Form des musikalisch-bewegten Aufeinander-Reagierens erleichterte es Suse, ihre anfänglich chaotischen und destruktiven Bewegungsimpulse auszuagieren und sie schrittweise in geordnetere Bahnen zu lenken.

Auch dem starken Bewegungsdrang Lisa's wurde dieses Spielkonzept gerecht. Lisa machte die Erfahrung, daß ein Spielkontakt mit Suse, welcher von einer solch starken Dynamik geprägt war, nicht länger mehr zu einem unausweichlichen Konflikt führen mußte.

Die Teilung der Gruppe in Tanzende und Trommler ermöglichte es der Mutter und mir, eine distanziertere, beobachtende Haltung einzunehmen. Kamen in den ersten Therapiestunden die Steuerungsimpulse notwendigerweise von uns, so konnten diese Funktionen (z.B. Stop-Zeichen) im Verlauf der folgenden Stunden durch Veränderung der Regel von den Kindern übernommen werden.

In den Bereichen der Ausdauer, Konzentration, Ausdrucksdifferenzierung, Phantasie und des Kontaktverhaltens war speziell bei Suse eine deutliche Verbesserung zu beobachten.

Probleme in der Ausdauer und Konzentration wurden bei Suse auch nach mehreren Wochen immer dann sichtbar, wenn ein Spiel im Sitzen durchgeführt werden sollte. Anders als bei Lisa waren Suse's Bewegungsimpulse noch so groß, daß es ihr nicht gelang, länger als zwei bis drei Minuten auf dem Stuhl vor einer Conga zu sitzen und mitzuspielen. Sowohl der Rollentausch bei dem Spielkonzept "Trommeln und Tanzen" als auch das "Stop-Trommeln" waren zunächst eine Überforderung für Suse.

Die Vermutung, daß sie zu dieser Konzentrationsleistung noch nicht fähig war, weil die Aufgaben ihrem Entwicklungsalter nicht angemessen waren, bestätigte sich nicht: in der siebenten Stunde konnte das "Stop-Trommeln" mit allen vier Durchläufen (jeder durfte einmal das Trommeln unterbrechen) mehrmals durchgespielt werden, ohne daß es im Ablauf Probleme gab.

Was nun jedoch stärker auffiel, war Lisa's Tendenz, Suse zu provozieren. Jedesmal, wenn Lisa mit dem Ausrufen des Stop-Zeichens an der Reihe war, spielte sie extrem lange. Sie hatte für alle sichtbar ihren Spaß daran, zu beobachten, wie Suse immer unruhiger und zorniger wurde. In den vorhergegangenen Stunden hatte Lisa mit dieser Methode Erfolg gehabt. In dieser Stunde aber - und auch in den darauffolgenden - ließ Suse sich nicht mehr in dem üblichen Maße beeinflussen.

Aus der unterschiedlichen Reaktion der beiden Kinder auf das Spielkonzept "Stop-Trommeln" läßt sich ersehen, wie eng der Bereich der Wahrnehmung gekoppelt ist an interaktionelle Prozesse. Bestand die ursprüngliche Intention darin, mit diesem Spiel ausgleichend auf Suse's offensichtliche Defizite in der Wahrnehmung zu wirken, so konzentrierte der therapeutische Fokus sich im weiteren Verlauf auch auf Störungen in der Beziehung zwischen Suse und Lisa. Ein Mangel an Wahrnehmungsfähigkeit und Konzentration erwies sich als ein Problem, welches nicht mehr losgelöst vom Kontakt zu anderen Personen betrachtet und behandelt werden konnte.

Dadurch, daß auch dieses Spielkonzept - zumindest in den ersten Therapiestunden - in jeder Stunde wiederholt wurde, fiel es Suse leichter, die damit gegebenen Strukturen zu begreifen. Schließlich war sie fähig, einer Konfrontation mit der älteren, in vielem überlegenen Schwester auch in dieser Form der Interaktion standzuhalten.

Rollenkrise

Die folgenden Therapiestunden waren von jener Problematik geprägt, welche sich in der Beziehung zwischen Suse und Lisa bereits angedeutet hatte. Während Suse von Stunde zu Stunde an Ruhe und Sicherheit gewann, wurde bei Lisa eine andere Seite ihrer Persönlichkeit sichtbar: sie war plötzlich nicht mehr das vernünftige Mädchen, welches jedesmal, wenn Suse "böse" war, der Mutter verständnisvolle Blicke zuwarf. Je mehr sich Suse's kreative Veranlagung, die sich am ehesten im Tanzen zeigte, zur Geltung kommen konnte und je öfter sie in diesen Fähigkeiten bestätigt und bestärkt wurde, desto unsicherer wurde Lisa in ihrer dominierenden und scheinbar überlegenen Rolle als Schwester. Trotziges und aggressives Verhalten waren die Auswirkungen, die alle zu spüren bekamen.

Wenn es zu körperlichen Auseinandersetzungen zwischen Suse und Lisa kam, ging jetzt der Impuls häufig von Lisa aus. Die Mutter berichtete, daß es mit Lisa in letzter Zeit Probleme im Kindergarten geben würde. Sie habe sich sehr verändert. Vorher sei sie lieber gewesen und hätte sehr gute soziale Verhaltensweisen gehabt. Nun erkenne die Mutter, daß auch Lisa oft der Sündenbock sei.

Das "Imitations-Trommeln", welches in der siebenten Therapiestunde die beiden Kinder mit Phantasie und Ausdauer mitspielten, wurde in der achten Stunde wiederholt. Anders jedoch als beim ersten Mal steuerte das Spiel von Suse und Lisa schon nach kurzer Zeit hinein in ein Chaos aus Albernheiten und Kraftausdrücken, mit denen sie uns Erwachsene provozieren wollten. Die Initiative ging von Lisa aus und Suse zog lustvoll mit. Das Spiel mußte abgebrochen werden.

Durch das nachfolgende "Trommeln und Tanzen", bei dem diesmal immer nur eine Person tanzte, während die anderen trommelten, konnte ein weiteres Hineinsteigern in die Albernheiten verhindert werden. Insbesondere Suse tanzte ausdauernd: sie war jetzt fähig, durch ihre Bewegungen den Trommlern klare Tempo-Anweisungen zu geben.

Mit dem Einsatz des Spielkonzeptes "Imitations-Trommeln" sollte die schon im "Stop-Trommeln" intendierte Übung des Wahrnehmungs- und Reaktionsvermögens fortgesetzt und erweitert werden. Erfahrungsgemäß bewirkt die Regel, alles zu imitieren, bei den Spielern sowohl eine erhöhte Motivation hinsichtlich der Wahrnehmung (Imitation) als auch eine größere Bereitschaft zur phantasievollen Aktion (Vormachen).

In diesem Fall jedoch führte die Regel zu einem Effekt, der nicht vorhergesehen und auch nicht beabsichtigt war. Die Grundtendenz, welche speziell von Lisa vorgegeben wurde, bestand in albernen, ablenkenden und protestartigen Aktionen. Diese entsprachen ihrer derzeitigen psychischen Verfassung. Soweit war alles "in Ordnung". Nur: die absolute Freiheit des Ausdrucks, die durch die Regel legitimiert war, erwies sich für beide Kinder als Überforderung. Die Dynamik des Spiels erreichte ein Stadium, in welchem es für die Kinder unmöglich wurde, das eigene Handeln bewußt wahrzunehmen und zu kontrollieren.

Daß zumindest in Verbindung mit dieser Spielregel bei der Durchführung des "Imitations-Trommelns" in der achten Stunde eine eindeutige Kontraindikation vorlag, bestätigte sich in der neunten Therapiestunde: Aus dem Bedürfnis heraus, das offensichtliche Chaos vor und bei Beginn der Stunde in ein für alle akzeptables Spiel umzuleiten, schlug ich wieder das "Imitations-Trommeln" vor. Ein noch schnellerer Zusammenbruch jeglicher kommunikativer Ansätze war das Ergebnis: Lisa stellte gleich die Conga weg und übernahm mit akrobatischen Verrenkungen und diversen Albernheiten auf und neben dem Stuhl die Führung; Suse zog sich, kaum daß das Spiel begonnen hatte, auf einen abseits stehenden Stuhl zurück.

In der Nachbereitung dieser Stunde verstärkte sich meine Vermutung, daß auch bei einer Veränderung der Regel das "Imitations-Trommeln" die regressiven und beziehungsverhindernden Tendenzen bei Lisa eher gefördert hätte, als daß es zu mehr Ruhe geführt hätte.

Lisa war auf dem Tiefpunkt ihrer Rollenkrise angelangt und sie brauchte nun Zeit, um sich neu zu orientieren.

Deutlich wurde Lisa's Identitätskrise auch in der elften Therapiestunde. Vor Beginn erzählte die Mutter, daß momentan zwischen beiden Kindern starke Rivalitäten ausgetragen werden. Die Stunde begann damit, daß Suse sich "Tanzen" wünschte, während Lisa sich mit mehreren Kinderbüchern, die sie aus dem Wartezimmer mitgebracht hatte, wortlos in eine Ecke des Raumes verzog. Während Suse zu der Musik, die von der Mutter und von mir auf einer Klangschale und einem Xylophon improvisiert wurde, mindestens zwanzig Minuten lang ohne Unterbrechung tanzte, rührte sich Lisa nicht vom Fleck. Unser Spiel schien für sie nicht von Interesse zu sein. Auch in der zweiten Hälfte der Stunde war sie zu keiner Aktion zu bewegen.

Was in dieser Therapiephase stattgefunden hatte, war Teil eines Normalisierungsprozesses. So diffus und destruktiv der Verlauf teilweise auch war - letztendlich haben alle Betroffenen davon profitiert:

- Lisa legte ihre Rolle als das "vernünftige" und "bessere" Kind ab. Sie zeigte jetzt offen ihre Aggressionen, war albern wie ein kleines Kind und zog sich auch zurück.

- Auf Suse wirkte Lisa's Verhalten als Entlastung. Die Aufmerksamkeit der Erwachsenen, die bis dahin meist ihrem auffälligen Verhalten gegolten hatte, relativierte sich. Jetzt stand Lisa im Brennpunkt und Suse hatte die Chance, einmal anders aufzufallen: durch ihre selbstbestimmten Konzentrations- und Phantasieleistungen in den einzelnen Spielen.

- Für die Mutter war es eine Hilfe, diesen von vielen Konflikten begleiteten Prozess im Rahmen der Therapiestunden aus einer größeren Distanz heraus zu beobachten. Sie konnte feststellen, daß sich auch hier die Probleme, die es mit beiden Kindern gab, deutlich abzeichneten. Sie konnte die Mechanismen, die für die Auslösung der Probleme verantwortlich waren, besser wahrnehmen. Ein weiterer Aspekt, der für die emotionale Entlastung der Mutter nicht unerheblich war, bestand in der heimlichen (und mir später mitgeteilten) Genugtuung, die sie jedesmal dann empfand, wenn ich dem von den Kindern erzeugten Chaos machtlos gegenüberstand.

- Für mich waren die Ereignisse dieser Phase ausgesprochen lehrreich (hinsichtlich Indikation bzw. Kontraindikation von Spielen), spannend (hinsichtlich der Psychodynamik der Entwicklung und Beziehung beider Kinder) und nicht zuletzt ein Prüfstein für mein Selbstverständnis als Therapeut: wieweit bin ich verantwortlich für den "geregelten" Ablauf einer Therapiestunde? Kenne ich die Grenzen meiner methodischen Möglichkeiten? Wieweit geht meine Fähigkeit, auch chaotisch erscheinende Verhaltensformen als legitimen Ausdruck einer Entwicklungsphase zu begreifen und gefühlsmäßig zu akzeptieren?

Stabilisierung

In dem letzten Therapieabschnitt konnten wir eine kontinuierliche Besserung in der Beziehung zwischen Suse und Lisa beobachten. Schon in der zwölften Stunde gab es deutliche Anzeichen hierfür:

- Die Therapiestunde begann mit dem Ausprobieren von Instrumenten, auf denen die Kinder bis dahin noch nicht gespielt hatten: eine Klangschale und ein Xylophon. Auffallend war Lisa's Engagement vom ersten Augenblick an. Sie legte großen Wert darauf, "auch mal zuerst dranzukommen". Von ihrer trotzigen Haltung in der letzten Stunde war nichts mehr zu spüren.

- Die Kinder hatten zu dieser Stunde mehrere Tücher mitgebracht. Zum Tanzen konnten sie sich damit verkleiden - eine Idee, die sie schon in den vorhergegangenen Stunden hatten. Der Tanz verlief nicht ohne Zwischenfälle, aber er mußte nicht abgebrochen werden. Es kam zu keiner Eskalation. Suse reagierte wesentlich gelassener auf Lisa's sporadische Übergriffe und Lisa selbst war ausgeglichener.

- Wir setzten uns im Kreis vor die Congas. Die Kinder benutzten ihre Tücher, um sich und die Trommeln darunter zu verstecken. Eine längere Trommel-Improvisation setzte ein. Danach wurden in der gleichen Konstellation noch zwei weitere Spiel durchgeführt:

1. (Vorschlag der Kinder) Beide Kinder befanden sich unter dem Tuch. Während sie trommelten, mußten sie raten, wer ihnen gerade auf den Rücken klopfte.

2. (Mein Vorschlag) Immer nur eine Person befand sich unter dem Tuch. Sie durfte, während alle trommelten, das Stop-Zeichen ausrufen.

Die beiden Spiele liefen mit der gleichen Konzentration ab, wie die vorhergegangene freie Improvisation.

- Ich bat die Kinder, sich im Raum einen Schlafplatz zu suchen. Die Mutter und ich würden, während sie "schliefen", Musik für sie spielen. Suse und Lisa stellten zuerst zwei Stühle zusammen, kauerten sich auf ihnen hin und deckten sich mit den Tüchern zu. Da die Liegefläche viel zu klein war, kam es bald zu Rangeleien. Daraufhin baute jedes Kind sein eigenes "Bett". Suse und Lisa blieben bis zum Ende der Musik still liegen.

Suse und Lisa waren in dieser Stunde in der Lage, auf Konflikte bzw. konfliktträchtige Situationen so zu reagieren, daß ein Miteinander-Spielen immer noch gewährleistet war.

Im Verlauf der weiteren sechs Therapiestunden bestätigte und stabilisierte sich diese Entwicklung. Suse gelang es immer besser, ihr spontanes und oft sehr impulsives Handeln in Formen umzusetzen, die ein für alle befriedigendes Maß an konstruktiver und beständiger Kommunikation gewährleisteten.

Zu Beginn einer der letzten Therapiestunden hatte ich noch etwas außerhalb des Gruppenraumes zu erledigen. Als ich nach gut fünf Minuten hereinkam, bot sich mir folgendes Bild: Lisa saß vor dem Xylophon und begleitete Suse's Tanz. Ihre Mutter schaute ihnen zu. Die konzentrierte und ausgewogene Haltung der Kinder im Spiel beeindruckte mich stark.

Nach etwa einer viertel Stunde unterbrach Suse den Tanz. Sie blieb vor dem Xylophon stehen und begann, einen Stab nach dem anderen von dem Instrument abzuheben und danebenzulegen. Daraufhin kam es nicht zum Streit. Lisa blieb ruhig vor dem Xylophon sitzen, sie begann leicht zu weinen. Ich bat Suse, das Xylophon wieder zusammenzubauen. Sie tat es, Lisa begann zu spielen und Suse nahm wieder ihren Tanz auf.

Die Tatsache, daß Suse in den letzten Therapiestunden durch ihr Verhalten eine größere innere Ruhe und Sicherheit zeigte, bestätigte sich auch durch die Beobachtungen der Eltern. Suse konnte im Familienalltag Konkurrenz-Situationen mit ihrer Schwester besser aushalten und hatte ihr gegenüber nun einen sicheren und selbstbewußteren Stand.

Im Laufe der letzten Wochen hatte Lisa ihr bevormundendes Verhalten aufgegeben. Sie brachte ihre latenten Aggressionen zum Ausdruck und lernte mit der neuen Situation in der Beziehung zu Suse umzugehen.

Die Musiktherapie konnte beendet werden, da wir der Meinung waren, daß Suse's als auch Lisa's neu erworbenen emotionalen und sozialen Kompetenzen nun ausreichten, um selbstregulierend weiterzuwirken.

Gabi

Zur Behandlung einer Pubertätsmagersucht wurde die vierzehneinhalbjährige Gabi in die Jugendlichen-Wohngruppe der Kinder- und Jugendpsychiatrischen Abteilung aufgenommen. Gabi hatte zu dem Zeitpunkt dreißig Prozent Untergewicht. Bei dem Aufnahmegespräch fiel auf, daß sie mit sehr leiser Stimme sprach und nicht in der Lage war, eigene Beschwerden und die eigene Befindlichkeit verbal darzustellen.

Die Magersucht bei Gabi war Ausdruck einer schweren psycho-sozialen Störung ihrer Persönlichkeitsentwicklung. Weitere Begleiterscheinungen waren Asthma und Neurodermitis.

Wesentliche Anteile von Gabis Entwicklungsstörung waren in der familiär-sozialen Situation ihres Elternhauses angelegt. Während die beiden älteren Brüder vielfältige soziale Kontakte pflegten, lebten Gabi und ihre Eltern in einer engen sozialen Isolierung. Nachbarschaftliche Kontakte zu Gleichaltrigen bestanden bei Gabi nicht; dagegen übernahm sie im Alltag der Familie viele hauswirtschaftliche Verpflichtungen.

Insbesondere Gabis Beziehung zur Mutter war gekennzeichnet durch eine starke symbiotische Verstrickung: während die Mutter bereits seit der Säuglingszeit eine ständig besorgte Einstellung gegenüber ihrer einzigen Tochter entwickelt hatte, reagierte Gabi mit Schuldgefühlen und Depressivität gegenüber der leidenden Mutter.

Diese wiederum war einer psychischen Dauerbelastung ausgesetzt: im Haushalt der Familie lebte noch eine 77jährige Großtante. Die Beziehung zwischen Gabis Mutter und dieser Tante wurde vor allem durch folgenden Umstand erschwert: Gabis Mutter erhielt eine Erbschaft, wobei die Großtante übergangen wurde. Zwischen beiden hatte es zu diesem Problem noch nie eine klärende Aussprache gegeben.

Die Geschichte dieser Erbschaft, aber auch die Existenz der Großtante bildeten einen wesentlichen Beitrag in der familiären Konfliktdynamik, die schließlich zu Gabis schwerer Persönlichkeitsstörung geführt hatte.

Der Behandlungsplan

Bei der Erstellung der Behandlungskonzeption wurde von zwei diagnostischen Schwerpunkten ausgegangen:

- die körperliche Situation (Nahrungsverweigerung, Untergewicht, körperliche Verspanntheit, fehlendes Körperbewußtsein);

- die seelische und soziale Situation (mangelndes Selbstwertgefühl, soziale Isolierung, unzureichende Auseinandersetzungsfähigkeit, mangelndes Selbstbewußtsein).

Der Behandlungsplan umfaßte folgende Inhalte:

- Entwicklung eines unbelasteten Eßverhaltens mit dem Ziel einer stabilen Gewichtsregulierung;

- autogenes Training, auch eingesetzt als gezielter psychosomatischer Behandlungsansatz bei Asthma und Neurodermitis;

- Gesprächspsychotherapie mit dem Ziel, eigene Wertvorstellungen und eigene Konfliktfähigkeit besser verbalisieren zu können;

- Musiktherapie mit dem Ziel, nonverbale Möglichkeiten des emotionalen Ausdrucks zu entdecken, zu üben und im Gespräch zu reflektieren;

- psychomotorische Übungen mit dem Ziel, körpersensible Vorgänge wahrzunehmen und in einem Gruppenprozeß auszutauschen;

- heilpädagogisch orientierte Maßnahmen: kreativer Umgang mit verschiedenen Werkmaterialien, Hilfen beim Aufbau neuen Freizeitverhaltens, selbständiges Bewältigen der Übungen des täglichen

Lebens;

- Beratung der Eltern.

Die Musiktherapie-Gruppe fand einmal in der Woche statt und war fester Bestandteil der gruppentherapeutischen Aktivitäten in der Jugendlichen-Wohngruppe.

Es wurde vornehmlich mit Methoden der aktiven Musiktherapie gearbeitet. Ein breitgefächertes Instrumentarium stand zu Verfügung.

Das mediale Angebot wurde - in Verbindung mit Musik - ergänzt durch Tanz, Bewegung, Malen und Rollenspiel.

"Da habe ich keine Angst, mal auszuflippen ..."

Über den gesamten Zeitraum ihres Klinikaufenthaltes nahm Gabi an der Musiktherapie-Gruppe teil. In diesen 11 Monaten fanden insgesamt 37 Sitzungen statt. Während in den ersten sechs Monaten die Zusammensetzung der Gruppe konstant war, gab es in der dann folgenden Zeit eine starke Fluktuation. Diese wirkte sich jedoch auf Gabis wachsendes Selbstvertrauen fördernd und nicht blockierend aus.

Schon in den ersten Sitzungen konnten wir feststellen, daß ihr gehemmt wirkendes Verhalten deutlich nachließ, sobald es darum ging, sich in der instrumentalen Improvisation auszudrücken. Diese Beobachtungen machten wir auch bei freien und strukturierten Bewegungsaktionen.

Wir waren darüber umso erstaunter, weil unsere Erfahrungen in der kreativen Arbeit mit magersüchtigen Jugendlichen bis dahin andere waren: es dauerte in der Regel 2 - 3 Monate, bis eine Motivation und

Fähigkeit, sich im emotionalen Ausdruck zu öffnen, erkennbar wurde.

Durch das Hinzukommen neuer Gruppenmitglieder konnte Gabi ihre mittlerweile entwickelten Kompetenzen im positiven Sinne einsetzen. Sie erlebte sich in der Rolle der Überlegenen, ohne jedoch dabei überheblich zu werden.

Es gab in der elfmonatigen Phase, in der Gabi an der Musiktherapie-Gruppe teilnahm, ein "Spiel", dessen Entstehung und Charakteristika mit ihrer Person eng verbunden waren.

In ihm spiegelte sich das wider, was für Gabi im Laufe der Musiktherapie zu dem zentralen Thema wurde: das Bedürfnis nach einem adäquaten Ausdruck ihrer Wut.

Dieses "Spiel" sowie seine Auswirkungen sollen nun - stellvertretend für eine Darstellung der gesamten Aktivitäten innerhalb der musiktherapeutischen Gruppe - im Detail beschrieben werden.

Gemeinsames Trommeln und Schreien

Mit Ausnahme der beiden ersten und der letzten drei begannen alle Musiktherapie-Sitzungen mit einer freien Improvisation auf Trommeln (Congas). Die Gruppe saß vor den kreisförmig aufgestellten Instrumenten und es wurde ohne Vorgabe von Regeln, Rhythmen oder zeitlichen Begrenzungen improvisiert.

Das Besondere an dieser Improvisation war ihre sich in jeder Sitzung wiederholende und nicht abgesprochene Dynamik sowie die sich daraus ergebende Struktur: nach einer relativ langen Phase des scheinbar beziehungslosen Vor-sich-hin-Trommelns (ca. 15 - 20 Minuten) verdichtete sich die Improvisation. Lautstärke und Geschwindigkeit nahmen zu. Ein gemeinsamer Puls wurde hörbar und bewirkte zusätzlich ein Ansteigen der Dynamik. Sobald der Höhepunkt erreicht war, begannen die Gruppenteilnehmer plötzlich zu schreien. Ebenso abrupt endete das Schreien, die Intensität des Trommelns ebbte ab. Nach einer Weile wurde das Trommeln wieder intensiver. Der gleiche Prozeß wiederholte sich noch ein- oder zweimal, um dann in eine Phase der Stille (und auch der körperlichen Erschöpfung) auszulaufen.

Entstehungsgeschichte

Die Entstehung dieses "Spiels" (im folgenden mit "Gemeinsames Trommeln und Schreien" bezeichnet) geht zurück auf einen improvisierten Dialog auf Congas: das "JA-NEIN-Trommeln".

Zwei Personen sitzen sich mit ihren Trommeln gegenüber. Vor Beginn wird abgesprochen, wer die NEIN-Rolle übernimmt und wer die JA-Rolle spielt. Es wird - zumindest am Anfang - abwechselnd getrommelt und dabei "JA" bzw. "NEIN" (oder ähnliches) gerufen (geflüstert, geschrien). Das Ende ist offen.

Monika, die regelmäßig an der Musiktherapie-Gruppe teilnehmende Stationsmitarbeiterin, hatte es zusammen mit Gabi gespielt. Obwohl es für Gabi erst die zweite Musiktherapie-Sitzung war, zeigte sie in ihrer Rolle als NEIN-Ruferin und NEIN-Trommlerin gegenüber Monika, die die JA-Rolle übernommen hatte, eine erstaunliche Ausdrucks- und Überzeugungskraft.

Die Intensität und die lustbetonte aggressive Haltung, mit welcher der Dialog zwischen Gabi und Monika ausgetragen wurde, übertrug sich auch auf das anschließende Trommeln, an dem alle Gruppenmitglieder teilnahmen.

Im Verlauf dieser Improvisation geschah es dann, daß sich die bei allen vorher aufgestaute Spannung in dem plötzlich ausbrechenden Trommeln und Schreien Luft machte.

Auslöser für Gespräche

Das "Gemeinsame Trommeln und Schreien" erwies sich in den nun folgenden Sitzungen für die Gruppe als ein wichtiger Anlaß, sich zu den hiermit verbundenen Gefühlen spontan zu äußern.

Insbesondere das Schreien wurde als etwas wahrgenommen, das Angst machte und gleichzeitig half, Angst loszuwerden.

Ein längeres Gespräch über die Möglichkeiten und Hemmungen, Gefühle wie z.B. Ärger und Haß zu zeigen, ergab sich, als ein Mädchen erzählte, daß es nicht in der Lage sei, bei einem Streit mal richtig zu schreien oder irgendetwas anderes zu unternehmen, um seine Wut herauszulassen. Alle Jugendlichen fühlten sich von diesem Thema angesprochen, waren stark betroffen und konnten ähnliche Erfahrungen schildern.

Bedeutung für Gabi

Bewußter und intensiver noch als die anderen Gruppenmitglieder benutzte Gabi das "Gemeinsame Trommeln und Schreien" als Möglichkeit, an dem Ausdruck ihrer bisher blockierten Gefühle zu arbeiten.

Gabi konnte als der "Motor" dieser Improvisation angesehen werden. Immer wieder ging von ihr die Initiative aus, die Therapiestunde mit dem Trommeln und Schreien zu beginnen.

In dem schon erwähnten Gruppengespräch über das Schreien und das Nicht-herauslassen-können von Wut berichtete Gabi, daß sie - als Auswirkung eines Konfliktes mit ihren Eltern - eine ganze Woche nicht mehr mit ihnen gesprochen habe. Auch untereinander würden ihre Eltern bei Streitsituationen so reagieren.

Diese Mitteilung geschah zu einer Zeit, in der Gabi auch in den regelmäßig geführten Einzelgesprächen sich langsam an das Thema "Eltern" heranwagte. Sie begann zu erkennen, mit welchen Mitteln ihre Mutter sie als angepaßte Tochter hielt. Die sich bis zum Haß steigernden Aggressionen der Mutter gegenüber konnte Gabi in den gesprächstherapeutischen Sitzungen nun klarer aussprechen. Sie hatte den Anfang gemacht, eine eigene Identität aufzubauen.

Etwa zur Hälfte der Zeit, in der Gabi in stationärer Behandlung war, wurde in einer Musiktherapie-Sitzung die Gruppe gebeten, direkt im Anschluß an das "Gemeinsame Trommeln und Schreien" aufzuschreiben, was dieses speziell für sie bedeutete.

Folgendes hatte Gabi geschrieben:

Beim Trommeln lerne ich, meine Gefühle, z.B. Freude, Wut, zu zeigen und sie auch rauszulassen.

Ich kann meine Aggressionen dabei loswerden.

Beim Trommeln kann ich Sachen machen, die ich sonst nie machen würde, z.B. schreien. Da habe ich keine Angst, mal auszuflippen oder laut zu sein, weil ich nicht alleine bin!

Trommeln bedeutet mir also ziemlich viel, und ich hoffe, daß ich die oben genannten Sachen auch irgendwann, nicht nur beim Trommeln, machen kann!

Als es zwei Monate später nach einer Trommel-Improvisation wiederholt um das Thema "Aggressionen herauslassen" ging, erzählte Gabi, daß sie mittlerweile auch in anderen Situationen schreien könne und z.B. etwas auf den Boden werfe, wenn sie wütend sei.

Ablösung

In den drei letzten Musiktherapie-Sitzungen vor Gabis Entlassung wurde das "Gemeinsame Trommeln und Schreien" zum erstenmal seit zehn Monaten nicht mehr gespielt.

Am Beginn der drittletzten Sitzung wünschte Gabi sich etwas zur Entspannung. Sie hatte diesmal keine große Lust zum Trommeln.

In der zweitletzten Stunde wurde zwar wieder mit der freien Trommel-Improvisation begonnen, aber es kam nicht zum Schreien. Auch in dieser Sitzung zeigte sich Gabi eher motiviert für eine meditativ ausgerichtete Improvisation, bei welcher ein Teil der Gruppe spielte und der andere entspannt auf dem Boden lag.

Im Gespräch wurden in Gabis letzter Musiktherapie-Sitzung die ambivalenten Gefühle deutlich, die sie in Hinblick auf ihre Entlassung hatte. Sie würde nicht mehr nach Hause zurückkehren, sondern in die Wohngruppe einer heilpädagogischen Einrichtung ziehen. Der Kontakt zu den Eltern hatte sich in der letzten Zeit rapide verschlechtert. Gabi war traurig darüber. Sie mußte feststellen, daß ihre Eltern nicht sahen, daß und wie sie sich verändert hatte. Gleichzeitig aber freute sich Gabi auf den bevorstehenden Wechsel. Und sie hatte Angst vor der neuen Situation.

Gabis Bedürfnis nach ruhigeren musikalischen Aktionen in den letzten drei Wochen zeigte an, daß sie ihre körperlichen und seelischen Energien sammelte, um den Übergang in ein neues Lebensumfeld zu verkraften.

Wohl hatte sich im Laufe des fast einjährigen Klinikaufenthaltes Gabis körperlicher Zustand normalisiert. Ihre Rolle innerhalb der Familie sowie ihre Beziehung insbesondere zur Mutter konnte sie nun mit größerer Deutlichkeit wahrnehmen. Gabi kam in Kontakt mit den dahinter verborgenen Gefühlen der Wut und Enttäuschung. Sie lernte es, diese Gefühle zuzulassen und auszudrücken.

Nun mußte sich zeigen, ob Gabis neu gewonnene Stabilität ausreichte, um auch ohne das schützende Umfeld einer stationären Betreuung zurechtzukommen.

Um Gabi den Übergang in die neue Wohngruppe zu erleichtern, und auch um ihren Kontakt zur Klinik nicht von einem Tag zum anderen abreißen zu lassen, wurde ihr ein wöchentliches Nachsorge-Gespräch angeboten. Dieses nahm sie über den Zeitraum eines Jahres wahr. Wir konnten somit u.a. erfahren, daß sie sich in der neuen Wohngruppe nach anfänglichen Schwierigkeiten gut eingelebt hatte.

Schlußgedanken

Zweierlei gab den Anstoß für die folgenden, diese Fallstudie abschließenden Gedanken: einmal ist es meine Betroffenheit, die ich spüre, wenn ich mir Situationen aus Gabis Therapieverlauf noch einmal vergegenwärtige; zum anderen sind es Überlegungen hinsichtlich der Bereitstellung von Möglichkeiten, in der musikalischen Improvisation grenzerweiterende Erfahrungen machen zu können.

Vertrauen

Gabi hatte in der Musiktherapie erfahren, daß sie es schaffte, ihre Gefühle zu zeigen und herauszulassen, zu schreien, auszuflippen, laut zu sein. Sie hatte erkannt, daß sie dabei keine Angst zu haben brauchte, denn sie war nicht allein.

Um dorthin zu gelangen, bedurfte es des Einsatzes Gabis gesamter körperlicher und seelischer Kräfte. Und sie hatte einen Vertrauens-Vorschuß zu geben: Vertrauen in die Gruppe, Vertrauen in mich als Musiktherapeuten, Vertrauen in das Medium Musik und nicht zuletzt: Vertrauen in sich selbst.

Die Tatsache, daß Gabi die Aktivitäten der Musiktherapie-Gruppe - und hier besonders das "Gemeinsame Trommeln und Schreien" - zunehmend intensiver für sich nutzen konnte, zeigte an, daß sie in diesem Vertrauen bestätigt wurde.

Grenzerweiternde Erfahrungen

Gabis zentrale Erfahrungen in der Musiktherapie bewegten sich auf der Grenzlinie zwischen dem Normalen und dem Außergewöhnlichen. Hatte sie bislang durch ihre überkontrollierte Haltung das offene Zeigen von starken Gefühlen wie Wut und Freude mit aller Kraft verhindert, so lernte Gabi nun, ihre Grenzen schrittweise zu verschieben - hinein in Bereiche, die für sie neu waren.

Das Verlassen der Schutz und Sicherheit gewährenden Normalzone war für Gabi in jeder Hinsicht ein mit Angst besetzter Prozeß. Wie gelang es ihr nun, jene Angst zu kompensieren, die bei dem "Gemeinsamen Trommeln und Schreien" (ausflippen, Dinge tun, die sie sonst nie machen würde) eigentlich über sie hätte hereinstürzen müssen?

In den im folgenden aufgeführten Überlegungen sehe ich Hinweise auf eine Antwort hierauf.

1. Phase: das "Gemeinsame Trommeln und Schreien" beginnt mit einer freien Improvisation auf Congas. Es gibt keine Verbindlichkeit in dem, was und wie gespielt wird.

Diese Art zu trommeln kann bezeichnet werden als ein Zu-sich-kommen, Sich-zurecht-finden, aber auch: Sich-gehen-lassen. Die relativ lange Dauer dieser Phase bewirkt u.a. ein allmähliches Loslassen von Gedanken, an denen man vorher "geklebt" hatte. Andere Gedanken werden zugelassen und gleichzeitig wird der Weg frei für die damit verbundenen Gefühle. Es entsteht ein Zustand, der sich deutlich abhebt von dem des normalen Wachbewußtseins. Durch den Prozeß des In-Fluß-kommens können u.a. angsterzeugende Blockierungen reduziert oder aufgelöst werden.

2. Phase: ohne ein vorher abgesprochenes Zeichen schwillt die Dynamik an.

Es ist ein Vorgang der Intuition - er entzieht sich der rationalen Kontrolle. Die Art der Beziehung, die nun zwischen den Spielern hergestellt wird, liegt auf einer anderen Ebene. Sie erleichtert spontanes gemeinsames Handeln.

Die 3. Phase mündet in den Höhepunkt der in der vorhergehenden Phase begonnenen Steigerung und beendet sie gleichzeitig.

Der kurze Augenblick des gemeinsamen heftigen Trommelns und Schreiens kann zu einem Erlebnis des Außer-sich-seins führen und als intensive Erfahrung einer Grenzerweiterung nachhaltig wirksam werden.

Die unmittelbar nach dem Schreien einsetzende 4. Phase ist gekennzeichnet durch ein ruhiges Trommel-Spiel.

Es gibt Zeit für körperliche und seelische Regeneration und Sammlung. Es führt die Spieler zu sich selbst und in die Gruppe zurück.

ZUSAMMENFASSUNG

Zum Abschluß sollen die wichtigsten therapeutischen Gesichtspunkte des Spiels auf Congas noch einmal aufgeführt werden. Aus ihnen ergeben sich die Hinweise zur Indikation und Kontraindikation.

Das Spiel auf Congas ...

... *aktiviert die körperliche und seelische Beweglichkeit*
... *stimuliert den emotionalen Ausdruck*
... *fördert das experimentelle Umgehen mit der Stimme*
... *bildet eine Projektionsfläche für das Austragen von Spannungen*
... *ermöglicht den Ausdruck von Aggressionen und den konstruktiven Umgang damit*
... *weckt Freude am musikalischen Spiel*
... *zentriert die Aufmerksamkeit*
... *ordnet verstreute Impulse und gibt Orientierungshilfen*
... *sensibilisiert die Selbst- und Fremdwahrnehmung*
... *begünstigt die Entwicklung stabiler sozialer Kontakte*
... *fördert Wachheit, Offenheit und Gelassenheit*
... *stärkt das Selbstvertrauen.*

Eine Indikation für den Einsatz von Congas ist vornehmlich dann gegeben, wenn bei Kindern und Jugendlichen

... *Hyperaktivität*
... *emotionale Blockierungen*
... *massive Konzentrationsstörungen*
... *aggressiv-destruktives Verhalten im Umgang mit anderen*

als Symptome einer emotionalen und sozialen Entwicklungsstörung vorliegen.
Eine Kontraindikation liegt dann vor, wenn...

... die Gefahr einer zu starken bzw. zu dem Zeitpunkt nicht erwünschten Regression besteht;

... Spielweise und Klang der Trommel z.B. bei einem gehemmten Kind ein Zuviel an Angst und Widerstand auslösen können.

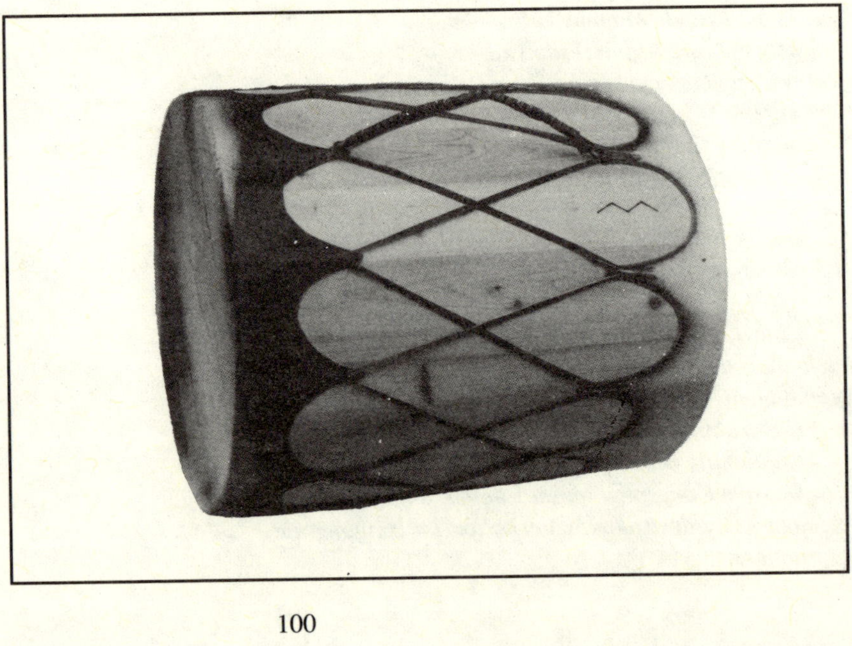

SELBSTERFAHRUNG IN DER FREIEN GRUPPEN-IMPROVISATION AUF TROMMELN

Was geschieht, wenn eine Gruppe von Erwachsenen sich ohne Vorübung an Trommeln (Bongos, Congas, afrikanische Trommeln) setzt und diese ohne Absprache von Rhythmen und Regeln für dreißig Minuten und länger mit den Händen "bearbeitet"?

Die hier vorliegenden Texte bilden eine Auswahl von ca. 60 Erfahrungsberichten, die im Rahmen mehrerer Fortbildungsveranstaltungen zum Thema "Trommeln in Therapie und Selbsterfahrung" entstanden sind.

Geschrieben direkt im Anschluß an eine längere Gruppenimprovisation auf Trommeln, dokumentieren diese Texte das breite Spektrum jener intra- und interpersonalen Wirkungsweisen, welche für das spontane, improvisatorische Spiel auf Trommeln typisch sind.

Abgesehen von der Einordnung der Texte unter bestimmten Gesichtspunkten ist von weiteren Kommentaren bewußt abgesehen worden: die Worte sprechen für sich.

Den Körper spüren ....

Körperwahrnehmung
Wärme
innere Bewegung

Spaß
ich bin Rhythmus
"es trommelt mich"
ich spüre mich
im Bauch

Sybille

Ich fühle ein dumpfes Gefühl in mir, in meiner Brust,
so, als wär ich selbst die Trommel gewesen
ich möchte dazu auf den Boden stampfen und singen
meine Hände sind kribbelig
es war schwer, ein Ende zu finden
sie sind in dem gemeinsamen Rhythmus aufgegangen
und
haben sich verselbständigt
Das gemeinsame Trommeln läßt
mich Stärke empfinden
es läßt mich auch mich vor mir selbst fürchten
bin ich das, die getrommelt hat?

Ute

rechts Mir ist heiß!
links Ich bin schlapp!
rechts Es war schön, sich mal wieder auszutoben!
links Wenn ich Pause gemacht habe, hat es in meinen Fingern gepocht, das war ein komisches Gefühl
rechts Im Moment merke ich in meinem Mittelfinger meinen Puls
links Mir ist jetzt angenehm warm

Katrin

Grenzen spüren ....

Schmerz
Spannungen
Hemmungen
Ungleichheit der Hände

R. Du, ich habe eben getrommelt.
L. Ich auch, und ich bin erstaunt, wie schnell und geschickt ich sein kann.
R. Ich habe erst einen Moment gebraucht, um mich darauf einzulassen.
L. Aber am Ende taten mir die Finger schon ganz schön weh, erst kribbelte es, dann tat es immer mehr weh und dann hatte ich keine Lust mehr.

Dorothea

Ich zu meinen Händen:
ihr tut mir weh, ihr seid knallrot, jetzt geht viel Wärme von Euch aus, ich kann viel mit Euch aussagen, aber ihr zeigt mir auch meine Grenzen, wenn ihr Schmerz aussendet.

Doris

Ich:	Wer fängt an?
Hände:	Egal, wir sind bereit!
Ich:	Ich kann doch nicht einfach als erster anfangen!
Hände:	Ach Du, mit Deinen dauernden Hemmungen, Kopf weg, es geht los!

Heinz

Hände: Gut, wir sind warm.
Wir kribbeln
wir haben uns ausgetobt
wir haben gezeigt, daß wir schnell sind
daß wir das können
aber, jetzt kommt das aber ...
du bist doch noch ganz schön verkrampft
und angespannt

Ich: also, diesen Schuh zieh ich mir nicht an, ihr beschwert euch, aber ihr gehört doch zu mir!

Hände: gut, wen sollen wir ansprechen?

Nacken: nehmt mich. Immerhin deuten sich bei ihm leichte Kopfschmerzen an. Das hat er nun davon. Ich bin so verspannt, daß er sich fast auf die Zunge beißt!

Ich: diese Scherze kannst du dir sparen, Nacken. Aber was soll ich denn machen. Vorne lockern, hinten dicht. Das ist so mein Grundgefühl im Augenblick.

Hände: hast du gut ausgedrückt, so gefällst du uns schon besser.

Ich (später): Sagt, was ihr wollt, ich hab mich gut gefühlt und jetzt möchte ich weitermachen.

Wolfgang

linke Hand	rechte Hand
Ich will Rhythmus	Los, hau drauf
Ich möchte das auch	Ich mach das schon
	Du bist zu doof
	Das kann nur ich
	Spiel doch mal lauter
Spiel du doch lauter	
	Ich hab gesagt, Du sollst lauter spielen!
Ich kann machen was ich will, ich darf immer nur machen, was du kannst, vormachst. Und das kann ich doch nicht. Sogar schreiben kannst Du, ich nur ganz schlecht.	
	Alles muß man für Dich machen.

Dieter

linke Hand	rechte Hand
	linke H., du bis viel sicherer!
Ja, ich merke auch, daß Du nicht so richtig mitmachst	
	Ich will ja, aber Du bist so dominant
Ist das ein Vorwurf?	

Hm, ich find' Dich ja gut, aber
ein paar mal wär mir lieber
gewesen, Du wärst ruhig gewesen,
damit ich Zeit hab meinen
Rhythmus zu finden

Aber du hast doch
mitgemacht!

Ja, aber nur als Dein Echo,
mit vielen Pausen

ich: wieso spürst Du rechte H.
dann jetzt, daß du genau so doll
prickelst wie die ach so aktive
Linke?

Weiß ich auch nicht

Also, ich fand's toll.
Obwohl ich auch ein
paar Mal raus war

Ich weiß nicht genau, ich hab
mich nicht genug gefühlt

Ich hab genau gesehen,
wie du ganz laut in die
Mitte geschlagen hast, da
war ich im Hintergrund

Stimmt.
Vielleicht fühle ich mich
unsicherer als ich bin. Ja.

Und jetzt?

Na, weitermachen!

Karin

Grenzen überwinden ....

Lockerung
es geschehen lassen

Meine Hände zu mir, sei doch etwas lockerer.
Wieso so verkrampft? Kopf, Hals, Nacken starr
und verkrampft.
Ich zu meinen Händen, nun dann versuchs doch.
Langsam verspüre ich eine Lockerung.
Was ist los ihr Hände, mein Rhythmus im
Kopf ist doch ein ganz anderer.
Mit der Zeit kann ich das Spiel der anderen
hören. Wellen entstehen, Rhythmus kommt und
geht. Hände zu mir, hör auf zu denken, wir
können uns so unbeschwerter bewegen.
Die Hände gehen alleine.
Hände zu mir, warum läßt du uns nicht,
wirst ja wieder verkrampft.
Ja gut einverstanden, geht aus Euch heraus,
laßt es laufen, spielen und hören.
Ein tolles Gefühl, Lockerung, Müdigkeit ein
schönes Gefühl.
Hände: wird Dir warm? So zieh Dir doch den
Pullover aus, ganz warm wird mir, die Finger
schmerzen. Wir sind zufrieden.
Welch hemmendes und lösendes Gefühl im
Gruppenspiel.
Schön es erlebt zu haben,
Danke.

Regina

... Was ich gut fand, ist, daß ich manchmal gar nicht überlegt habe, was ich trommle, sondern es einfach geschehen ließ ...

Dieter

Die Kraft fließen lassen ......

das Schlagen
Kraft-Energie-Stärke

l.H. tam, tam 2mal schlag ich, hol Kraft
aus dem Körper
r.H. ich antworte
l.H. ich will schlagen, alles rausschlagen, was
rauswill, es tut gut.
Schon im ganzen Körper merk' ich's, wie gut es
tut - mir wird warm
nicht nur die Hände sind heiß
Auch der Kopf schlägt mit.

Renate

li - ich hatte Lust, zuzuschlagen, es machte mir Spaß, die Kraft aus mir zu holen und mit voller Wucht auf die Trommel zu schlagen.

re - ich hatte das Bedürfnis, immer schneller zu werden, dabei habe ich dich dazu animiert, den Takt schneller einzuschlagen, wobei an einem Punkt der ganze Körper ein schönes Gefühl verspürte.

li - ich tu' mir jetzt weh! Welche Kraft aber zwingt mich dazu, weiterzuschlagen? Doch irgendwann hat der Schmerz nachgelassen, es macht wieder Spaß und die ganze Kraft kam noch einmal mit einem letzten Schub heraus.

re - es ist schön, die anderen zu beobachten, wie sie Spaß haben.

Sonja

Ich: Ich lasse allmählich Energie ab. Genau durch eure Hände. Spannung, Blockaden im oberen Rückenteil knacken auf, tun erstmal weh. Gut so. Es fließt in die Trommel.

Hände: Wir merken, daß es erst der Anfang ist von dem, was an Energien in uns drin ist.

Wohlig warm und dick fühlen wir uns an. Das Zarte ist mal in den Hintergrund gerückt.

Heidemarie

Beziehungsaufnahme ....

noch für sich bleiben
langsam einsteigen
Rhythmen als Begegnungsebenen

Zum ersten Mal sitze ich vor einer so großen Conga.
Frage an meine Hände: wie fühlt ihr euch?

Antwort: Herrlich, dieses Kribbeln und diese Wärme, sie zieht bis in die Unterarme.

Frage: Wie war das Gefühl beim Trommeln?

Antwort: Zunächst unsicher, dann eigenen Rhythmus gespielt, gehört, wo ein anderer Rhythmus getrommelt wurde.
Eingestiegen! Etliche Hände hatten den gleichen Rhythmus gefunden. Angenehm, mit der Gruppe etwas gemeinsam zu machen.

Ingrid

... Ich hatte das Bedürfnis, meine Augen zu schließen, um besser in meinen Rhythmus zu kommen. Oder besser gesagt, in unseren. Denn schon bald habe ich gemerkt, daß sich der Rhythmus der anderen auf mich überträgt und auch mein Rhyhtmus sich auf die anderen. ...

Birgit

Ich: Jetzt dürft ihr mal draufhauen. Laßt die Ohren doch außer acht. Klar, es ist laut. Aber jetzt ist das egal.

Hände: Das tut weh. Sollen wir uns drauf einlassen? Wie finden wir unseren Rhythmus, wenn die Ohren nicht wollen?

Ich: Fang einfach an, laß dich führen. Vertrau dir selber, den Armen, dem Rücken, laß locker.

Hände: Wir werden warm, da, jetzt geht es von allein. Wir wollen noch für uns bleiben, nicht in den Rhythmus der anderen einsteigen. Erst allmählich lassen wir uns von den anderen beeinflussen.

Heidemarie

Wechselbeziehungen ....

sich finden
Zusammenspiel
sich lösen

Dem grauen Wirrwarr entflogen,
Trommeln unter meinen Fingern
brennen mir ihr Zeichen ein.
Ferne Wärme durchströmt mich
Trommeln um mich herum,
Trommeln überall - unsere
Musik umhüllt uns - Wir
trommeln ein Stück lang zusammen
auf unserem Weg, lösen uns wieder
voneinander, folgen unserem
eigenen Rhythmus, treffen bald
wieder mit einem anderen Rhythmus
zusammen, trommeln wieder ein
Stück des Weges zusammen.

Gisela

Schwingende Pole
miteinander - gegeneinander
voneinander - füreinander
zaghaft und mutig
laut und leise
geben und nehmen

Brigitte

Anmerkungen

1 J. Halifax: Schamanen. Zauberer, Medizinmänner, Heiler, 62
2 E. Emsheimer: Schamanentrommel, Sp. 1656
3 M. Eliade: Schamanismus und archaische Ekstasetechnik, 168
4 H. Findeisen, H. Gehrts: Die Schamanen. Jagdhelfer und Ratgeber, Seelenfahrer, Künder und Heiler, 128
5 E. Emsheimer: Schamanentrommel, Sp 1659
6 H. Wieschhoff: Die afrikanischen Trommeln und ihre außerafrikanischen Beziehungen, 82
7 M. Eliade: Schamanismus und archaische Ekstasetechnik, 171
8 ebd., 172
9 W. Suppan: Der musizierende Mensch, 34
10 C. Lévi-Strauss: The Sorcerer and His Magic, 180
11 G. Bleibtreu-Ehrenberg: Der Schamane als Meister der Imagination oder Die hohe Kunst des Fliegenkönnens, 52
12 Th. Maler: Musik und Ekstase, 33 - 36
13 ebd., 38
14 ebd., 34
15 ebd., 34
16 A. Dittrich: Ätiologie-unabhängige Strukturen veränderter Wachbewußtseinszustände, 72
17 F. Hürter: Heilung und Musik in Afrika, 75
18 ebd., 75
19 J. Canacakis-Canás: Pyrovasie - Phänomen der Nichtverbrennung, 31 - 42
20 ebd., 36
21 ebd., 40
22 W. Laade: Musik der Götter, Geister und Menschen, 145
23 W. Strobel, G. Huppmann: Musiktherapie. Grundlagen, Formen, Möglichkeiten, 71

24 I. Frohne: Musiktherapie auf der Grundlage der integrativen Gestalttherapie, 112
25 C. Schwabe: Aktive Gruppenmusiktherapie für erwachsene Patienten, 117
26 F. Hegi: Improvisation und Musiktherapie, 177
27 C. Schwabe: Aktive Gruppenmusiktherapie für erwachsene Patienten, 138
28 C. Schwabe: Musiktherapie bei Neurosen und funktionellen Störungen, 133
29 ebd., 132
30 M. Priestley: Musiktherapeutische Erfahrungen, 203
31 ebd., 91
32 G. Loos: Kurztherapie bei einer psychosomatischen Patientin, 66
33 M. Priestley: Musiktherapeutische Erfahrungen, 107
34 W. Sorell: Musik der Bewegung, 144
35 J. Alvin: Musiktherapie, 114
36 G. Orff: Die Off-Musiktherapie, 70
37 B. Tischler: Musik bei neurosegefährdeten Schülern, 140
38 W. Palmowski: Pädagogische Musiktherapie mit verhaltensauffälligen Kindern, 106
39 J. Voeller: Musik bei verhaltensauffälligen und verhaltensgestörten Kindern, 65
40 W. Meyberg: Conga-Controversen. Kommunikationsförderung durch Trommeln und Bewegung, 141
41 K. Hedinger: Musiktherapie mit verhaltensgestörten Jugendlichen, 32
42 W. Meyberg: Lärm und Stille. Über die Einbeziehung von Trommeln, Bewegung und Stöcken in die therapeutische Arbeit, 265
43 P. Maul: Überwindung von Verhaltensstörungen durch polyrhythmische Percussion, 278
44 P. Nordoff, C. Robbins: Musik als Therapie für

behinderte Kinder

45 ebd., 49

46 ebd., 59

47 G. Orff: Schlüsselbegriffe der Orff-Musiktherapie, 21

48 G. Orff: Die Orff-Musiktherapie, 35

49 R. Jacobs: Musiktherapie. Ein Beitrag aus anthroposophischer Sicht, 10

50 M. Geck: Musiktherapie als Problem der Gesellschaft, 31

51 W. Meyberg: Lärm und Stille. Über die Einbeziehung von Trommeln, Bewegung und Stöcken in die therapeutische Arbeit, 262

52 R.O. Benenzon: Einführung in die Musiktherapie, 51

53 W. Meyberg: Das Spiel auf Trommeln in der Ausdruckstherapie, 41

54 D. Akstein: Bewegungstrance. Terpsychoretrance-Therapie, eine neue Dimension der non-verbalen Psychotherapie, 196

55 G. Rouget: La musique et la transe, 441

56 H.H. Touma: Außereuropäische Heilmusik, 287

57 W. Meyberg: Trommeln und Tanzen. Ein Ritual für Kinder und Erwachsene, 175

58 H. Kalweit: Die Welt der Schamanen, 232

59 C. Lévi-Strauss: Medizinmänner und Psychoanalyse, 301

60 F. Schott-Billmann: Körper und Besessenheit als Medien der Psychotherapie in primitiven Gesellschaften, 283

61 J.J. Moreno: Der Musiktherapeut als moderner Schamane, 111

Literatur

Akstein, D.: Bewegungstrance, Terpsychoretrance-Therapie, eine neue Dimension der non-verbalen Psychotherapie. In: Petzold, H. (Hrsg.): Psychotherapie und Körperdynamik. Paderborn: Junfermann 1974

Alvin, J.: Musiktherapie. Kassel: Bärenreiter 1983

Benenzon, R.O.: Einführung in die Musiktherapie. München: Kösel 1983

Bleibtreu-Ehrenberg, G.: Der Schamane als Meister der Imagination oder Die hohe Kunst des Fliegenkönnens. In: Duerr, H.P. (Hrsg.): alcheringa oder die beginnende Zeit. Frankfurt/M., Paris: Qumran 1983

Canacakis-Canás, J.: Pyrovasie - Phänomen der Nichtverbrennung. In: Musik + Medizin 8, 1976

Cho Hung-Young: Koreanischer Schamanismus. Hamburg: Hamburgisches Museum für Völkerkunde 1982

Covell, A.C.: Folk Art and Magic. Shamanism in Korea. Seoul: Hollym Corp. 1986

Decker-Voigt, H.-H.: Musik als Lebenshilfe. Lilienthal/Bremen: Eres 1975

Dittrich, A.: Ätiologie-unabhängige Strukturen veränderter Wachbewußtseinszustände. Stuttgart: Enke 1985

Eliade, M.: Schamanismus und archaische Ekstasetechnik. Frankfurt/M.: Suhrkamp 1982

Emsheimer, E.: Schamanentrommel. In.: MGG, Bd. 16, Suppl. 2, Kassel, Basel: Bärenreiter 1979

Findeisen, H., Gehrts, H.: Die Schamanen. Jagdhelfer und Ratgeber, Seelenfahrer, Künder und Heiler. Köln: Diederichs 1983

Frohne, I.: Musiktherapie auf der Grundlage der integrativen Gestalttherapie. In: Musiktherapeutische Umschau 7, Heft 2, Stuttgart: Fischer 1986

Geck, M.: Musiktherapie als Problem der Gesellschaft. Stuttgart: Klett 1973

Halifax, J.: Schamanen. Zauberer, Medizinmänner, Heiler. London: Thames & Hudson 1982

Hedinger, K.: Musiktherapie mit verhaltensgestörten Jugendlichen. In: Musik + Medizin 1, 1977

Hegi, F.: Improvisation und Musiktherapie. Paderborn: Junfermann 1986

Hürter, F.: Heilung und Musik in Afrika. Frankfurt/M.: Lang 1986

Jacobs, R.: Musiktherapie. Ein Beitrag aus anthroposophischer Sicht. Bad Liebenzell 1983

Kalweit, H.: Die Welt der Schamanen. Bern, München: Scherz 1987

Knill, P.J.: Ausdruckstherapie. Halle: Ohlsen 1979

Laade, W.: Musik der Götter, Geister und Menschen. Baden-Baden 1975

Lévi-Strauss, C.: Structural Anthropology. New York: Basic Books 1963

- Medizinmänner und Psychoanalyse. In: Integrative Therapie 4/1979

Loos, G.: Kurztherapie bei einer psychosomatischen Patientin. In: Musiktherapeutische Umschau 1, Heft 1, 1980

Maler, Th.: Musik und Ekstase. In: Musik + Medizin 12, 1976

Maul, P.: Überwindung von Verhaltensstörungen durch polyrhythmische Percussion. In: Musiktherapeutische Umschau 7, Heft 4, 1986

McNiff, S.: The Arts and Psychotherapy. Springfield: Thomas 1981

Meyberg, W.: Lärm und Stille. Über die Einbeziehung von Trommeln, Bewegung und Stöcken in die therapeutische Arbeit. In: Musiktherapeutische

Umschau 5, Heft 4, 1984
- Das Spiel auf Trommeln in der Ausdruckstherapie. In: Musik und Kommunikation 10. Lilienthal: Eres 1984
- Conga-Controversen. Kommunikationsförderung durch Trommeln und Bewegung. In: Musiktherapeutische Umschau 8, Heft 2, 1987
- Trommeln und Tanzen. Ein Ritual für Kinder und Erwachsene. In: Decker-Voigt, H.-H. (Hrsg.): Musik und Kommunikation, Bd. 2. Lilienthal/Bremen: Eres 1988
Moreno, J.J.: Der Musiktherapeut als moderner Schamane. In: Musiktherapeutische Umschau 8, Heft 2, 1987
Nordoff, P., Robbins, C.: Musik als Therapie für behinderte Kinder. Stuttgart: Klett 1983
Orff, G.: Die Orff-Musiktherapie. München: Kindler 1974
- Schlüsselbegriffe der Orff-Musiktherapie. Weinheim: Beltz 1984
O Sek-Keun: Der Volksglaube und das Christentum in Korea. München: Arbeitsgemeinschaft für Religions- und Weltanschauungsfragen 1979
Palmowski, W.: Pädagogische Musiktherapie mit verhaltensauffälligen Kindern. In: Decker-Voigt, H.-H. (Hrsg.): Handbuch Musiktherapie. Lilienthal/Bremen: Eres 1983
Perls, F.: Grundlagen der Gestalttherapie. München: Pfeiffer 1976
Perls, F., Hefferline, R., Goodmann, P.: Gestalt-Therapie. Stuttgart: Klett 1985
Petzold, H.: Integrative Bewegungstherapie. In: Petzold, H. (Hrsg.): Psychotherapie und Körperdynamik. Paderborn: Junfermann 1974
Polster, E. u. M.: Gestalttherapie. München: Kindler 1975
Priestley, M.: Musiktherapeutische Erfahrungen. Stutt-

gart: Fischer 1982
Rouget, G.: La musique et la transe. Paris: Gallimard 1980
Schott-Billmann, F.: Körper und Besessenheit als Medien der Psychotherapie in primitiven Gesellschaften. In: Integrative Therapie 4, 1979
Schwabe, C.: Musiktherapie bei Neurosen und funktionellen Störungen. Stuttgart: Fischer 1974
- Aktive Gruppenmusiktherapie für erwachsene Patienten. Stuttgart: Fischer 1983
Sorell, W.: Musik der Bewegung. In: Pahlen, K. (Hrsg.): Musiktherapie. München: Heyne 1973
Strobel, W., Huppmann, G.: Musiktherapie. Göttingen: Hogrefe 1978
Suppan, W.: Der musizierende Mensch. Mainz: Schott 1984
Tischler, B.: Musik bei neurosegefährdeten Schülern. Regensburg: Bosse 1983
Touma, H.H.: Außereuropäische Heilmusik. In: Harrer, C. (Hrsg.): Grundlagen der Musiktherapie und Musikpsychologie. Stuttgart: Fischer 1982
Voeller, J.: Musik bei Verhaltensauffälligen und verhaltensgestörten Kindern. In: Decker-Voigt, H.-H. (Hrsg.): Handbuch Musiktherapie. Lilienthal/Bremen: Erees 1983
Wieschhoff, H.: Die afrikanischen Trommeln und ihre außerafrikanischen Beziehungen. Stuttgart: Strecker u. Schröder 1933

Fotonachweis

Christian Harder,	Seite 58
Wolfgang Meyberg,	Seite 51, 53, 55
Jobst Gericke	Seite 14, 29, 41, 45, 49, 61, 100
Mike Behrens	Titel, Seite 11, 13, 16, 18, 19, 21, 22, 23, 24, 27, 31, 32, 37

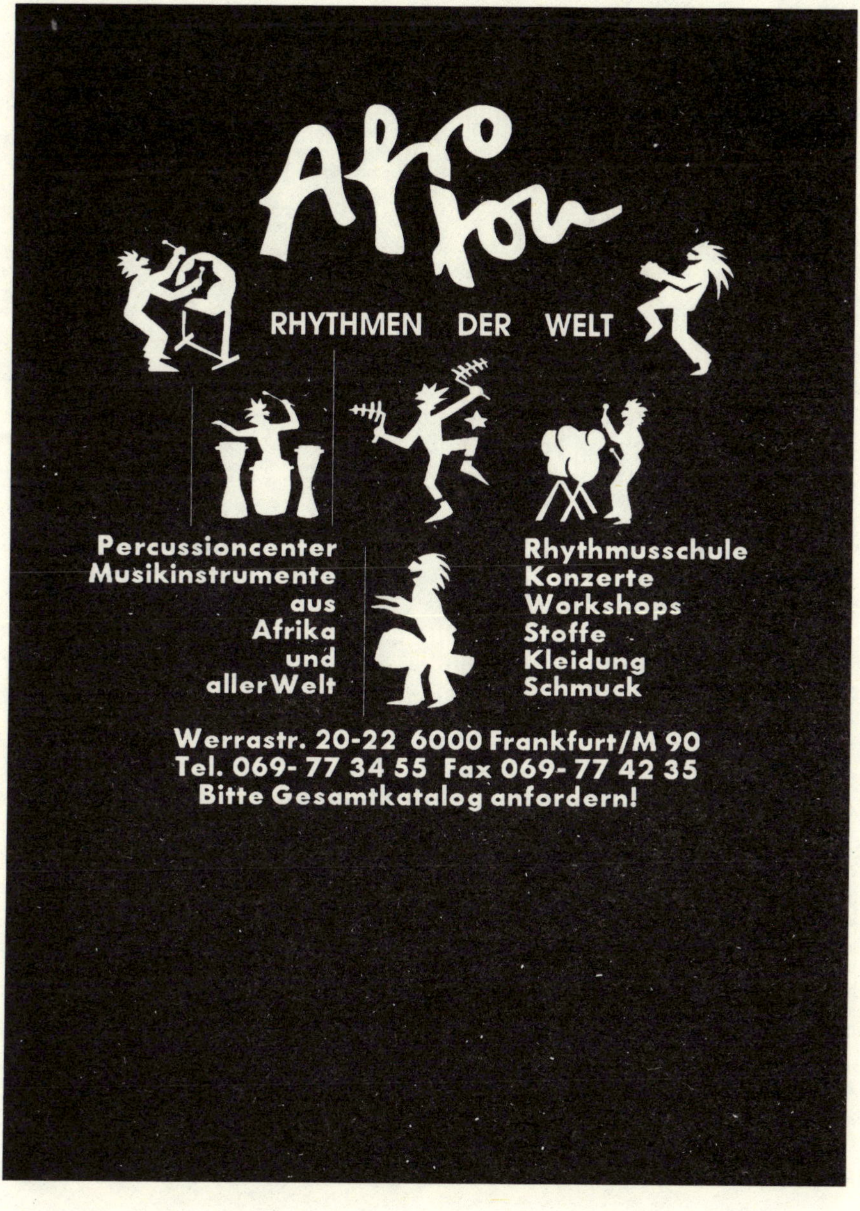
Afro ton
RHYTHMEN DER WELT
Percussioncenter
Musikinstrumente
aus
Afrika
und
aller Welt
Rhythmusschule
Konzerte
Workshops
Stoffe
Kleidung
Schmuck
Werrastr. 20-22 6000 Frankfurt/M 90
Tel. 069-77 34 55 Fax 069-77 42 35
Bitte Gesamtkatalog anfordern!